Le yoga de la femme enceinte

Collection « Nouvelles naissances »

DU MÊME AUTEUR

La Grossesse du père, Paris, Éditions Médicis, 2003.

Initiation au Massage Intégral du bébé et de l'enfant, album 160 photos, Paris, Éditions Dervy, 1996 (épuisé).

À PARAÎTRE

Enfants de lumière, enfants de paix. Le Massage Intégral du bébé et de l'enfant, Paris, Éditions Médicis, 2004.

22, rue Huyghens, 75014 Paris
ISBN : 2-85327-203-6

Christine Colonna-Césari

Le yoga de la femme enceinte

Naître en liberté

Illustrations par Isabelle Calin

Éditions Médicis
204, boulevard Raspail
75014 Paris

Préface

Voici enfin un livre clair, des exercices bien décrits, aucun iatrogène, et toutes les futures mères devraient pouvoir les pratiquer facilement. L'efficacité des méthodes douces n'est plus à démontrer ; elles sont peu chères, le seul inconvénient c'est qu'elles demandent temps, patience et persévérance pour être efficaces, mais en échange les résultats sont durables.

Je souhaiterai vivement que toutes les futures mères bénéficient de cette approche tout à fait complémentaire, voire indispensable aux préparations médicales qui demeurent insuffisantes tant en nombre qu'en qualité ; surtout lorsqu'elles sont dispensées à des groupes de femmes trop importants pour permettre le suivi personnalisé dont chaque femme enceinte a besoin.

La méthode proposée par Christine Colonna-Césari permet cette approche futuriste où les dimensions mentales et affectives de la santé seront réintroduites, conjointement aux découvertes scientifiques de pointe, pour une plus grande efficacité.

Françoise Bicheron, sage-femme, membre de la commission permanente pour la recherche et les économies de dépense de santé auprès du ministère de la Santé.

Avant-propos

L'évolution actuelle dans le domaine de la naissance en France ne cesse d'interroger ceux qui luttent ou ont lutté ces dernières décennies pour en préserver à la fois la sécurité et l'humanité. Surmédicalisation croissante des accouchements et fermeture des petites maternités, pollutions multiples et baisse de l'immunité restent de grandes questions où se joueront l'avenir, d'où l'on peut craindre de voir surgir une population affaiblie, une liberté menacée et une robotisation de la société. Saurons-nous sauvegarder et développer les dimensions humaines et spirituelles de la naissance, tout en protégeant le potentiel immunitaire des enfants ? En ce début de IIIe millénaire et à l'heure des bilans du précédent, qu'y a-t-il de plus important que ces enfants ?

Les femmes qui décident de préparer la venue de leur enfant par le yoga ont fait ce choix. Puissent-elles être toujours plus nombreuses à le faire aboutir. Je n'aurais pu écrire cet ouvrage sans penser à elles ni tenter d'être le miroir de l'évolution dans ce domaine. C'est à toutes celles qui, en me faisant confiance, ont enrichi mon expérience, et grâce auxquelles un bébé de plus est né en liberté et en bonne santé que je dédie ce livre.

La permanence des liens Corps-Esprit qui président au déroulement des maternités nous demande sans cesse vigilance et respect, et la capacité de travailler avec le cœur jusqu'aux sommets de la science. Je suis, pour ma part, profondément persuadée qu'aucun progrès à venir ne pourra, dans le domaine de la naissance en particulier, se passer à la source, du plein consentement affectif et spirituel de celles qui engendrent l'humanité de demain, de la pleine satisfaction de leurs aspirations à la paix, à l'unité et à la liberté.

Introduction

La grossesse et la préparation à la naissance peuvent devenir un parcours initiatique, une découverte ou un approfondissement de soi et de sa féminité, une remise en question de ses valeurs, une conquête de sa paix intérieure, sa maturité et son sens de la responsabilité.

Pour se réaliser il est nécessaire d'être libre, consciente et unifiée. La maternité est un laboratoire intense qui offre des possibilités de connaissance et donc de grandissement intérieur. Peut-être même pourrait-on dire que cela est une nécessité, sorte d'impératif de la nature. Cependant, les conditions de vie de chaque femme, son entourage ou son histoire, ne lui permettent pas toujours d'accéder librement à une telle initiation ; sur ces chemins, elle aura besoin d'être secondée, guidée, rassurée. Cela peut se faire par la parole ou le chant, par un travail corporel, par la réflexion et l'échange avec d'autres femmes chaleureuses et compétentes.

La voie millénaire du yoga a poussé la connaissance de l'être humain à un niveau inégalé à ce jour, tout au moins dans notre univers moderne, où cependant les physiciens et les biologistes les plus à la pointe du progrès se rapprochent toujours plus dans leurs découvertes, des fondements de la science yoguique. Certains, fort connus, semblent déjà avoir compris que le défi à venir sera de savoir si nous serons capables de mettre des mots d'amour au cœur de la perfection moléculaire. Dans cet immense réservoir qu'est la science du yoga, l'on peut trouver des techniques pouvant convenir aux futures mères, tout en les conduisant à une réalisation plus consciente de leur potentiel immédiat et à venir.

Une préparation à la naissance digne de ce nom, et un suivi sérieux des femmes enceintes, ne saurait se faire sans considérer celles-ci comme des individus, de façon globale, holistique dit-on de nos jours, en faisant autant de place à la dimension psychologique de leur vécu, qu'à la dimension biologique. L'étroite interdépendance de ces deux dimensions conditionne le bon déroulement des grossesses et des accouchements, ainsi que l'établissement du lien mère-enfant. La meilleure façon d'aider les femmes est de reconnaître leurs besoins dans ces domaines, comme les difficultés qu'elles peuvent rencontrer, de leur permettre de les exprimer et avec elles d'y remédier.

La femme enceinte n'est ni une malade, ni une patiente. Elle peut être une cliente ou une élève, mais devrait avant tout rester, à ses propres yeux comme à ceux d'autrui, une femme de moins en moins passive et « patiente », de plus en plus consciente qu'elle a certainement mieux à faire durant sa grossesse que d'attendre patiemment que cela passe !

La justesse des informations qu'elle va recevoir, comme le soutien moral au sein du couple ou à l'extérieur, ont donc une incidence certaine sur son bon état général, l'évolution de sa grossesse, le déroulement de son accouchement et la qualité de l'accueil qu'elle va offrir à son enfant.

Dans nos sociétés modernes, outre le stress des grandes villes, deux excès de « civilisation » peuvent guetter la jeune primipare ayant d'innocentes velléités libertaires : une surinformation médiatique, parfois nourrie de clichés réducteurs, et une certaine médecine ayant appris à soigner sans communiquer. Entre ces deux extrêmes, le parcours peut être incertain pour la future mère désireuse de s'informer, afin de préparer un douillet nid d'amour pour son bébé.

Combien de bébés *in utero*, qui auront alors appris à naviguer sur ces chocs en retour qui leur parviennent en vagues d'adrénaline, ne seront-ils pas, à juste titre, autorisés à nous lancer en salle d'accouchement ces premiers regards de vieux sages qui frappent tant l'imaginaire des esprits avertis !

Les bébés seraient-ils alertés avant leur mère ? me direz-vous peut-être. Futures mamans sachez donc que l'exercice de yoga que ces bébés *in utero* préfèrent est celui qui, sous le prétexte avoué de vous masser le diaphragme, agite votre ventre, comme lorsque le fou rire s'empare de vous. À cela, votre bébé répondra en s'étalant, en occupant en vous un espace dont vous n'aviez pas la notion, vous donnant la sensation d'être sans limites. C'est l'espace du Grand Œuvre de la Vie entrepris en vous, auquel je vous invite à vous ouvrir afin de fortifier le sain, de répandre la santé et seulement cela.

Généralités

Choisir un cours de yoga pour femme enceinte

Bien choisir un cours de yoga est une étape déterminante pour obtenir de bons résultats. Tout d'abord un professeur qualifié s'avère nécessaire car il est contre-indiqué de travailler seule, sans l'indispensable miroir qu'est l'enseignant ; celui-ci va vous guider, vous suivre pas à pas, en vous donnant des conseils, en vous évitant d'éventuels écueils. Si vous êtes débutante en yoga, il peut être préjudiciable pour le bon déroulement de votre grossesse, de travailler seule, à partir de livres ou de cassettes présentant des exercices ou des postures difficiles et compliquées, qui ne sont jamais sans conséquences. Le yoga est une discipline complète et élaborée, une voie initiatique qui ne saurait s'improviser, et qui, jouant sur les mécanismes subtils de la physiologie, intéresse tous les niveaux de l'être.

Les personnes qui ne suivent pas cette voie dictée par le bon sens, ne comprennent pas la nécessité de sortir de la compétition avec soi-même, et réduisent souvent le yoga à une gymnastique intensive, dommageable pour leur équilibre à long terme ; encouragées en cela par une profusion de publications, qui donnent le sentiment illusoire que le yoga est une discipline anodine et facile d'accès.

Les exercices indiqués dans la deuxième partie de cet ouvrage sont choisis pour leur simplicité, leur innocuité, et leur appartenance à des bases essentielles, reprises tout au long de la vie, même par les yogis expérimentés. Dans ce domaine, le plus spectaculaire est rarement le plus efficace ; pour progresser dans la voie du yoga, il est plus indiqué d'apprendre à se calmer, se recentrer, s'accepter soi-même, que de se mettre sur la tête, ou se passer les jambes autour du cou ! Ces exercices ne vous dispensent pas d'une approche plus poussée avec un professeur de yoga, d'autant que les débutants ont souvent une conscience limitée de leur schéma corporel, mais ils vous seront d'une aide appréciable si, isolée, vous n'aviez pas, à votre portée, un professeur compétent.

Bien que généralement les femmes enceintes fassent preuve de sagesse et d'instinct, force est de reconnaître que nous vivons dans une société de compétition dont il faut apprendre à se déconditionner pour entrer en yoga. Apprendre à doser son effort consciemment, entre douceur et fermeté, est une démarche de longue haleine, qui nécessite un climat favorable. Ainsi, le cours de yoga devient-il, pour la plupart des femmes, un havre de paix où se ressourcer, à l'abri des agressions et des compétitions, où retrouver en soi le chemin des valeurs vraies.

Pour débuter dans la voie du yoga, vous aurez besoin d'acquérir des bases sérieuses, en particulier dans le domaine de la respiration, laquelle va se modifier tout au long de votre grossesse. Un professeur de yoga maternel spécialisé, pourra, seul, vous apporter cet enseignement, dans des cours réservés aux femmes enceintes où vous pourrez recevoir une aide personnalisée, en fonction de vos rythmes et de vos besoins. Les cours réservés aux femmes enceintes permettent aussi une plus grande liberté de parole entre le professeur et les futures mères qui, dans d'autres conditions, n'osent pas souvent parler de leurs préoccupations ou poser des questions intimes. Généralement, les professeurs qui n'ont pas compris la nécessité de ces cours réservés aux femmes enceintes, ne se sont pas penchés sur la réalité et les besoins de la grossesse et ne pourront pas vous accompagner très loin.

Pour bien choisir votre cours de yoga, vous devez savoir qu'il existe en Europe toutes sortes de formations de professeurs de yoga, dont les durées varient d'un mois à quatre ans, selon le sérieux de la formation. Les écoles les plus sérieuses, répondant aux exigences du « programme minimum européen » en vigueur, forment leurs professeurs sur quatre ans, mais, cependant, la plupart ne donnent pas de spécialisation ni de compétences particulières pour faire pratiquer les femmes enceintes ; leurs professeurs ne pourront que rarement répondre à vos besoins, excepté ceux qui ont approfondi leurs connaissances dans ce domaine en poursuivant par ailleurs leurs recherches. Les sages-femmes qui ont une longue pratique du yoga, comme les professeurs de yoga qui ont approfondi leur démarche auprès des professionnels de la naissance, sont généralement à même de proposer les meilleures pratiques de yoga durant la grossesse.

Au sein des écoles de formation, différentes méthodes de yoga, appelées lignées, sont transmises. Les plus intensément posturales ou les plus compétitives ne seront pas indiquées pour la femme enceinte. Mieux vaut privilégier, quand c'est possible, les enseignants du Yoga de l'Énergie, méthode douce et soucieuse de s'adapter aux possibilités des Occidentaux. C'est une garantie de qualité et de sérieux, la lignée « Yoga de l'Énergie » ne reconnaissant que les professeurs dont elle peut vérifier la formation en Yoga de l'Énergie.

Le cours de yoga s'avère souvent être la fin de l'isolement pour la femme enceinte qui cherche l'accueil, les informations et les techniques dont elle a besoin pour prendre sa grossesse en charge, et préparer à son enfant une naissance harmonieuse. Par conséquent, n'hésitez pas à vous renseigner sur la formation et les compétences du professeur que vous contacterez, ainsi que sur la façon dont il conçoit ses cours.

Sachez que chaque élève reste un cas particulier, que ce professeur devrait pouvoir s'adapter à vos besoins et aux différents stades de votre grossesse. De même, il est souhaitable qu'il soit en mesure de vous aider, grâce au yoga, à soulager certains maux liés à la grossesse, et de vous apporter toute information utile, sans pour autant intervenir dans le domaine du suivi médical qui n'est pas de son ressort.

Le yoga est une discipline sérieuse, profonde et qui demande une pratique régulière pour vous permettre d'en intégrer les bienfaits ; ainsi plus vous commencerez tôt et serez assidue dans votre pratique, plus vous en tirerez profit. Cependant, si pour des raisons quelconques vous n'avez pu pratiquer le yoga durant les premiers mois de votre grossesse, sachez qu'il est toujours temps de prendre le train en route ; tout dépend de vous et de votre motivation.

Enfin, dernière indication, qui fait aussi référence : vous devez sortir des cours de yoga impérativement détendue, délassée, sans douleurs particulières ni contractions supplémentaires occasionnées par le cours, preuve incontournable de la qualité de l'enseignement.

Cependant, étant un individu en constante évolution, il est bien évident que vous débutez votre grossesse et vos premières leçons de yoga avec votre histoire et votre acquis personnels. Surtout au début, vous pouvez avoir des blocages psychologiques ou d'ordre ostéo-musculaire n'ayant rien à voir avec la compétence du professeur. Sachez donc que, lors des grossesses, des traumatismes anciens peuvent remonter à la surface, accentués par le poids et la présence du bébé. Il est donc conseillé, lors des maternités, de faire quelques séances d'ostéopathie avec un ostéopathe intervenant aussi en gynécologie, afin de réguler les déséquilibres éventuels liés à votre vécu comme à votre constitution. Dénouant en profondeur des blocages ostéo-musculaires qui ne relèvent pas tous du yoga, elles vous permettront une pratique yoguique plus libre et plus profonde, donc plus efficace.

D'autres facteurs extérieurs aux cours vont également intervenir dans le succès de votre entreprise, en particulier votre rythme de vie, vos plages de repos, la qualité de votre alimentation et de votre environnement affectif. Si le yoga s'avère très souvent être le premier pas vers une nouvelle qualité d'être, il ne peut pas toujours pallier aux excès d'une vie trépidante, à une alimentation néfaste ou à un tabagisme incontrôlable qui perdurent ; toutes choses dont votre bébé risque fort de faire les frais et qui valent la peine d'être réévaluées !

Choisir un cours de yoga

Dix points de référence pour les femmes enceintes

I. Choisissez de préférence un professeur de yoga diplômé, formé dans une école répondant au programme minimum européen, et spécialisé dans le travail avec les femmes enceintes.

II. Choisissez un cours réservé aux femmes enceintes, où vous recevrez en petits groupes un enseignement personnalisé, adapté à votre rythme et vos besoins.

III. Votre premier cours ne devrait comporter que des exercices simples et de la relaxation, afin de donner à votre professeur le temps de vous connaître et de prévoir son enseignement en fonction de vous.

IV. En début de grossesse, vos premiers mois de pratique devraient vous permettre de prendre confiance en vous, de vous installer harmonieusement dans votre maternité, sans se cibler techniquement sur l'accouchement lui-même.

V. Vous ne ferez pas d'abdominaux classiques et de façon poussée. Cela est relativement inutile et peut provoquer souvent, à long terme, des contractions prématurées, des sciatalgies ou sciatiques, des douleurs lombaires ou des maux de tête, suivant votre constitution. L'imbibition hormonale accrue, à partir du huitième mois de grossesse, vous facilitera les efforts ostéo-musculaires plus intenses, en particulier ceux visant à l'ouverture du bassin.

VI. Vous devez impérativement ressortir de vos cours détendue et délassée, sans contractions supplémentaires, et cela, dès les premiers cours.

VII. Votre professeur doit faire preuve de psychologie et de délicatesse, respecter votre rythme personnel, tout en vous aidant à acquérir une plus grande autonomie et à rencontrer votre bébé.

VIII. Vous pouvez attendre d'un professeur de yoga qu'il ait réponse à vos questions sans porter de jugement de valeur.

IX. Sauf complications qu'il appartient à votre accoucheur ou votre sage-femme de déterminer, vous pouvez suivre vos cours de yoga du début à la fin de votre grossesse, d'autant que votre régularité sera le garant d'une plus grande efficacité. Le rythme minimum habituellement conseillé est d'un cours par semaine, et de deux cours dans le mois précédent l'accouchement. Dans ces derniers cours, il est souhaitable de pouvoir bénéficier d'une approche permettant au père de l'enfant de se préparer lui aussi, afin de vous aider de son mieux durant l'accouchement.

X. En aucun cas la pratique du yoga ne saurait se substituer au suivi médical, ni vous dispenser de rencontrer votre sage-femme et votre accoucheur, durant votre grossesse.

LE LIEN CORPS-ESPRIT

Il y a des milliers d'années, les yogis qui connaissaient les interactions entre le corps et l'esprit inventèrent le yoga, faisant dire à Alain Daniélou que cette méthode « implique une connaissance jusque aujourd'hui inégalée, des structures de l'être humain, des liens qui unissent le physique et le mental, des pouvoirs latents de l'homme et des techniques permettant de les développer et de les utiliser ». Lorsque, au IIIe siècle avant Jésus-Christ, l'un d'entre eux, Patanjali[1] codifia et mit pour la première fois par écrit cette science du yoga, elle avait atteint une complétude, une force et un niveau, restés effectivement inégalés, malgré la « redécouverte » au XXe siècle de l'inconscient, par le Dr Freud ; celui-ci, d'ailleurs, s'il en avait eu le temps, aurait peut-être trouvé dans le science du yoga, ce lien entre la psychologie et la biologie qu'il pressentait.

Il y a 2000 ans, le maître Jésus enseignait que l'esprit donne la vie, qu'un haut niveau de compréhension de cette loi donnait le pouvoir de transformer la matière et les événements, qu'il importait avant tout de changer notre vie intérieure. Et lorsqu'il enseigna aux hommes de son temps que les pensées et les sentiments déterminaient les actes, il fit de

1. Les historiens situent Patanjali de façon empirique entre le IIIe siècle avant J.-C. et le Ve siècle de notre ère.

nous, jusqu'à ce jour, des écoliers. Mais les graines qu'il avait semées germèrent, qui firent dire plus tard à Shakespeare : « Il n'y a rien de bon ou de mauvais que notre pensée n'ait créé. »

De nos jours, les recherches scientifiques tendent de plus en plus à prouver qu'il y a une corrélation entre le bonheur de l'esprit et la santé du corps. Notre époque voit les vrais soignants faire surface, respectueux de cette globalité, conscients qu'il ne suffit pas de savoir faire une échographie ou un toucher vaginal ; encore faut-il être capable d'avoir les mots et les gestes qui rassurent et transmettent la vie.

Dès le début de sa grossesse, une femme enceinte « fabrique » donc son bébé avec la globalité de son être et de ses énergies. Le lien étroit qu'il y a entre le corps et l'esprit est alors particulièrement sollicité par ce que la future mère va vivre durant ses neufs mois de gestation et son accouchement, non seulement sur le plan physique, mais aussi sur le plan émotionnel. Par répercussion la santé de l'enfant *in utero*, commence donc bien souvent dans le cœur et la tête de sa mère, laquelle va vivre de profondes transformations psychobiologiques, se traduisant entre autres par un besoin sécuritaire et une vie fantasmatique accrus.

La future mère a besoin de pouvoir se retourner dans la paix et l'harmonie vers ce qui se passe en elle. Tout ce qui va l'en empêcher peut avoir une incidence sur le déroulement de la grossesse comme sur l'établissement du lien mère-enfant. Chaque femme enceinte devrait donc veiller à la qualité de son environnement, et se protéger d'opinions ou interventions néfastes pour son moral. Il est à noter dans ce domaine que de fausses informations données par l'entourage, se heurtant à la connaissance innée et inconsciente que toute femme a de la réalité de la grossesse et de l'accouchement, sont, bien plus souvent qu'on ne l'imagine, générateurs de conflits et de somatisations.

De même, les chocs émotionnels, l'inquiétude, une vie trépidante, une surmédicalisation inutile et stressante, et une activité fatigante peuvent avoir des conséquences sur le bon déroulement des grossesses, en particulier en provoquant un dérèglement de la contractilité utérine, à travers des contractions prématurées, ou, au contraire, se traduisant, en dernière instance, par une atonie utérine.

Une démarche en yoga visant à réparer le stress éventuel subi par la future maman, va également mettre en question la qualité environnementale prévue pour l'accouchement, tout comme elle va permettre de mettre à jour bien des inquiétudes, des idées reçues ou de fausses informations entravant les bienfaits de la pratique yoguique. Le soulagement psychologique qui en résulte a permis bien souvent de sauver des grossesses ou des accouchements qui se présentaient mal. Quelques exemples concrets pouvant mieux illustrer cela, voici l'histoire de quelques-unes de mes élèves :

Anaïs – Lors de sa première grossesse, la mère d'Anaïs, qui était enceinte en même temps que sa fille, perdit malheureusement son enfant à sept mois et demi de grossesse. Le lien entre la mère envahissante et la fille est étroit, et l'influence négative pour Anaïs. À tel point que celle-ci se sentit obligée d'accoucher prématurément de son bébé, à sept mois et demi elle aussi, fragilisée par l'angoisse qu'a généré en elle la pression de sa mère, souhaitant la persuader de l'impossibilité de mener à bien sa grossesse, au-delà de sept mois et demi. Depuis quelques semaines, Anaïs a commencé à prendre des cours de yoga avec moi car elle attend un deuxième enfant. C'est cette histoire qu'elle me raconte durant une séance où elle s'est montrée particulièrement angoissée, pleurant de désespoir. En effet, elle commence à avoir trop de contractions, tandis que se rapproche le terme fatidique des sept mois et demi de grossesse, et que sa mère s'emploie à nouveau à la persuader que c'est une étape infranchissable pour elle et son bébé. De toute évidence, Anaïs est en train de se « programmer » pour accoucher de nouveau prématurément bien que, sans raison valable, uniquement parce qu'elle n'a pas la force de se dégager de l'emprise maternelle. Elle est désespérée car elle a peur de perdre son bébé. Mais nous avons pu en parler, analyser la situation, faire de la relaxation. Anaïs s'endormit à la fin du cours, les contractions se calmèrent, et grâce au yoga, son bébé et elle passèrent le cap des sept mois et demi de grossesse. L'enfant naquit à terme. Deux ans après, Anaïs est revenue me voir. Ses deux enfants sont magnifiques, elle a réussi à accepter sa mère telle qu'elle est, à la mettre à distance en mûrissant intérieurement, à s'en dégager en pardonnant. De fait, elle a spirituellement grandi.

ANGÉLIQUE – 27 ans, est « pilotée » jusqu'au cours de yoga par une de mes anciennes élèves. Angélique est sous traitement depuis deux ans car elle ne parvient pas à avoir d'enfant. Obsédée par son désir d'enfant, elle est prête à tenter la fécondation *in vitro*. Dix séances de yoga et trois massages au cours desquels nous pourrons parler de cette situation, de ce que représente un enfant, mettront Angélique en face de ses responsabilités et de son immaturité affective, et auront raison de ses résistances : le corps et le cœur d'Angélique se sont ouverts à la maternité et c'est ainsi qu'elle s'est retrouvée enceinte au bout de deux mois.

PASCALINE – Fait partie de ces jeunes femmes qui commencent tard le yoga, aux alentours du sixième mois de grossesse, sur l'insistance du gynécologue accoucheur qui ne voit pas la fin du stress et des contractions prématurées de sa cliente. Le traitement antispasmodique reste sans effet véritable sur la précocité de ces contractions, décuplant l'angoisse et le sentiment de responsabilité de Pascaline.

Son ostéopathe qui avait pu, en une seule séance, réduire les contractions de Pascaline de quarante à quatre par jour, lui permit d'entrer dans une pratique yoguique plus détendue. Mais cependant que se passait-il ? Pascaline ne s'ouvrait pas comme les autres, malgré une pratique assidue, aux joies de la grossesse ; elle ne communiquait pas avec son bébé, le craignait même. Une certaine maturation intérieure ne se faisait pas, dont je ne sus qu'en dernière limite la cause, Pascaline étant une jeune femme d'une grande discrétion. Ceci la conduisit, à la fin de sa grossesse, à son cours de yoga en larmes, désespérée, et à me donner enfin l'explication de son malaise. En fait, Pascaline avait été persuadée par sa voisine de palier et ses copains, qu'il était complètement « ringard » de nos jours de souffrir pour accoucher, et qu'il fallait *ipso facto* qu'elle bénéficie d'une péridurale. Décision fut donc prise par Pascaline, largement avant l'heure, qu'elle accoucherait sous péridurale, se privant ainsi de la possibilité de grandir suffisamment intérieurement pour, au moins durant la grossesse, reconsidérer la douleur sous un autre angle. On ne dira jamais assez que cet état de fait, induit, chez la femme enceinte, un sentiment inconscient de dépossession vis-à-vis de l'acte d'accoucher et de son enfant, se traduisant à peu près par cela : « de toute façon, je ne serai pas capable de faire mon bébé toute seule, j'aurai besoin d'une péridurale ou, pire, d'un déclenchement ! » « Si le devenir est privé d'existence[2] », nous disent Deva et James Beck, « d'une manière ou d'une autre, la conscience du présent est perdue ».

J'appris donc ce jour-là, entre deux hoquets, ce que Pascaline ne disait pas, croyant que c'était la norme : elle devait, le lendemain matin, subir le déclenchement artificiel de son accouchement afin de faciliter le fonctionnement de l'hôpital ; lequel préservant la routine institutionnelle de ses anesthésistes ne dispensait de péridurale qu'à heure fixe, au point de déclencher les naissances bien avant le terme. Évidemment, ni l'hôpital, ni quiconque n'avait dit à Pascaline

2. Deva et James BECK, *Les Endorphines*, Éd. Le Souffle d'Or, 1988.

qu'on pouvait recevoir une péridurale sans pour autant provoquer un déclenchement artificiel de la naissance de l'enfant… et que celui-ci restait un acte médical grave qui ne devrait, en aucun cas, devenir un acte de confort pour le corps médical ! Ces explications soulagèrent Pascaline de ses conflits internes. Elle put mettre des mots sur sa tristesse et ses intuitions et décida en son âme et conscience de ne pas se rendre le lendemain à son rendez-vous de déclenchement. Tout son être lui disait qu'elle voulait et qu'elle devait garder son bébé encore quelques jours *in utero*. C'est ce qu'elle fit et le bébé naquit huit jours plus tard à terme, dans des conditions normales. Pascaline s'était offert huit jours de grossesse heureuse !

Noémie, 29 ans, a perdu son bébé précédent au huitième mois de grossesse. Comme bien souvent, aucune explication médicale n'a pu lui être donnée. Lorsqu'elle est de nouveau enceinte et commence les cours de yoga avec moi, elle est hantée par le deuil de ce premier bébé qui n'a pas été fait, écrasée par le poids de sa culpabilité et de l'angoisse de son mari. Tous deux ont peur, et c'est compréhensible, de revivre la même situation. D'ailleurs, son bébé restera longtemps haut placé, comme si elle voulait le retenir, le plus possible. Mais Noémie est aussi une fille courageuse, pleine de bon sens et d'énergie. Dans un coin de sa psychée, la femme sauvage est intacte et va nous aider ! Elle va se battre, y compris contre son accoucheur qui veut déclencher la naissance de ce second bébé bien avant terme, sans raison valable. Elle va au fil du temps et des cours de yoga s'épanouir, reprendre confiance en elle et retrouver la joie de vivre, s'attachant l'affection de tous, professeur et autres futures mamans ; elle va même consulter un ostéopathe malgré les craintes de son mari et… accoucher spontanément d'un gentil petit garçon en bonne santé.

Statistiquement, 80 % des femmes n'ont besoin d'aucune assistance médicale pour mettre leur enfant au monde. Force est de constater que ces progrès excessifs passés sous silence, que peuvent être perfusions et épisiotomies systématiques, déclenchements artificiels et césariennes risquent de devenir des actes de confort pour certaines équipes médicales ayant perdu de vue la capacité de faire face à la douleur et aux imprévus de la naissance. À population identique, certaines maternités présentent un taux de césarienne de 11 %, là où d'autres affichent celui de 25 %. Lorsqu'on se penche sur les raisons de cet écart important, on constate de grandes différences au niveau de la préparation et de l'environnement psychologique de la femme et de la naissance, ainsi qu'au niveau de la volonté des équipes obstétricales de « laisser faire » l'acte de naissance sans interventionnisme, ni surmédicalisation ; prouvant une fois de plus l'énorme influence des uns et des autres, sur le bon déroulement des accouchements ! Le fait, par exemple, que les sages-femmes actuelles soient formées à pratiquer l'épisiotomie systématique, persuadant les femmes qu'on ne peut accoucher autrement, en est un exemple courant.

Les techniques du yoga permettent une bonne préparation à tous les niveaux et, en particulier, un travail d'ouverture du bassin et d'assouplissement du périnée, rendant la plupart du temps l'épisiotomie inutile lorsque l'enfant se présente bien et que le muscle du périnée est de bonne qualité ; ces techniques prouvent ainsi aux femmes que leur anatomie n'est pas en si complète mutation ! Combien d'entre elles pourtant, malgré des mois de préparation assidue, ne risquent-elles pas encore de se trouver en salle de travail, trop allongées pour pouvoir maîtriser quoi que ce soit, utiliser de façon autonome les respirations du yoga, immobilisées par une perfusion dont elles n'auront pas forcément besoin, et le périnée coupé avant d'avoir pu voir venir les ciseaux !

La contraction utérine

La contraction focalise généralement toutes les craintes et les ignorances que les usagers concernés par la naissance ou la société en général véhiculent. Le mot contraction par lui-même frappe l'imaginaire, évoquant un arrêt, une obstruction, un rétrécissement ou une fermeture, une limitation ou une inhibition du flux de la vie. La crainte des femmes est grande de cette « ennemie brutale » et envahissante qui est déjà dans la place, et qui est censée les prendre de court à un moment ou à un autre. Elles ne savent pas très bien comment accueillir cette force qui va avoir le pouvoir de les plier en deux, et qui, dans son irréductible archaïsme, n'a plus grand-chose à voir avec les sièges ergonomiques de leurs bureaux où elles en sont venues à faire plus souvent corps avec des logiciels qu'avec leur propre corps.

Cette peur de la contraction est bien loin de la merveilleuse mission d'expansion, d'ouverture du col utérin, et de poussée de l'enfant vers la vie qui est celle de la contractilité utérine ; bien loin d'une vision claire et juste de cette fonction vitale, ainsi que des mécanismes subtils que la physiologie et la nature ont mis à notre disposition pour lutter contre la douleur de l'enfantement.

Si l'on constate les choses sous l'angle de la connaissance recherchée par toute approche sérieuse, l'on s'aperçoit qu'il n'y a pas que des contractions violentes et insupportables qui débarquent à neuf mois de grossesse et contre lesquelles on ne peut rien. Non, il y a une contractilité utérine qui est là depuis le départ, qui fait partie de la nature, qui est un bien nécessaire pour un bon accouchement, qui est en fait le baromètre et la barque initiatique de la grossesse. Sans cette contractilité utérine aucune naissance n'est envisageable. Compagne de tous les instants, elle peut avoir son utilité ; la contractilité utérine est une amie dans la place que vous avez tout intérêt à reconnaître et apprécier à sa juste valeur. Sachez que, en échange de cette attention, elle travaille et travaillera pour vous, qu'elle vous donnera les signes dont vous avez besoin pour surveiller votre grossesse, apprendre à maîtriser l'accouchement, vous familiariser moralement avec cette grande aventure ; et si vous souhaitez réellement la rencontrer durant votre accouchement, elle et vous, mettrez ensemble votre enfant au monde. Cette union librement consentie deviendra votre force, le levier de la patience et de l'amour que vous pouvez utiliser pour accueillir votre enfant. Librement consentie, elle vous éloignera aussi considérablement de la douleur elle-même, qui reste grandement conditionnée par l'approche mentale que vous en aurez.

La douleur de l'accouchement dont les contractions sont en grande partie responsables, varie considérablement d'une femme à l'autre ; pour certaines, elle est ressentie comme tout à fait supportable, pour d'autres comme faisant partie d'une lutte exaltante où la joie d'accoucher va l'emporter sur la souffrance ; pour d'autres encore, elle est franchement invivable.

Les femmes la supportant le moins facilement sont, le plus souvent, mal préparées psychologiquement, nerveusement ou corporellement au stress de l'accouchement, et ne peuvent, au fond d'elles-mêmes, faire ce travail de coopération avec les forces de la nature que sont les contractions. Peur, fatigue ou démission ne font alors que décupler la sensation de douleur.

Une contractilité utérine de mauvaise qualité, c'est-à-dire irrégulière ou insuffisante, peut aussi allonger la durée de l'accouchement et l'on comprend alors qu'une femme s'y épuise. Mais un accouchement dure rarement longtemps sans raisons précises ; il est souvent lié à une préparation inadaptée ou inexistante, à un mauvais état de santé, à une mauvaise présentation de l'enfant, à une atonie utérine liée à des facteurs psychologiques : une femme peut vouloir inconsciemment garder l'enfant en elle plus longtemps pour divers motifs ; autant de facteurs qui, pris en compte plus tôt, auraient pu être évités par le yoga, l'ostéopathie ou l'acupuncture, un véritable soutien psychologique ou l'apport de compléments alimentaires.

En étant à l'écoute de votre corps, vous allez découvrir si votre utérus est très contractile, normalement contractile, ou guère contractile. Sachant que cela peut évoluer rapidement avec des soins appropriés, et conditionner le bon déroulement de votre accouchement, tout ce que vous pourrez mettre en œuvre pour agir sur votre contractilité utérine, par le biais de votre équilibre psychologique et nerveux, ainsi qu'ostéo-musculaire (tous ces plans s'influençant mutuellement) aura un retentissement positif sur le rythme des contractions, l'ouverture du col et du bassin, l'ensemble de l'accouchement et, bien sûr, l'accueil de l'enfant. Vous pouvez aussi surveiller l'emplacement du bébé. Placé bas, trop tôt, il va faire travailler le col. Il importe donc de prévenir la descente prématurée du bébé par le yoga, la relaxation, l'ostéopathie ou le port d'une ceinture de grossesse de bonne qualité.

Comment découvrir la qualité de « répondant » de votre contractilité utérine ? Tout simplement en observant très tôt comment votre utérus va réagir à la sollicitation, en particulier aux efforts physiques et aux tensions émotionnelles, lesquels provoquent habituellement des contractions. Un utérus peut manifester sa contractilité très tôt, à un stade où les contractions étant indolores, elles ne sont souvent pas reconnues comme étant des contractions. Dans ces moments-là, votre ventre devient très dur, vous ne pouvez plus y enfoncer votre doigt et s'il se resserre vers le milieu comme un ballon de rugby, c'est une contraction ! C'est plutôt bon signe, mieux vaut un utérus contractile que le contraire car, ne l'oubliez pas, vous en aurez besoin pour accoucher. Maintenant, inutile d'abuser des bonnes choses et de monter vos escaliers quatre à quatre, pour vérifier tous les jours le bon fonctionnement de votre utérus !

Il est donc important de repérer ces premières contractions, leur fréquence et les occasions où elles se manifestent car cela vous permettra de mieux vous connaître, d'observer l'impact de votre état d'esprit sur votre contractilité, de savoir si votre utérus réclame davantage de relaxation (c'est la meilleure thérapeutique pour les femmes ayant beaucoup de contractions trop tôt) ou davantage de stimulation si trop peu de contractions se manifestent, surtout durant le dernier mois de la grossesse. Que votre utérus soit extraverti ou paresseux, la pratique du yoga est généralement à même, en équilibrant votre système nerveux, de régulariser le rythme des contractions. Certaines postures, certains exercices de yoga ayant un impact positif sur la libération du sacrum et le mécanisme crânio-sacré, donc sur le système végétatif (l'ortho-sympathique assurant la régularité de la contractilité utérine, et ultérieurement l'ouverture du col), permettent d'œuvrer dès les premiers mois de grossesse dans le sens de cette régularité, cet équilibre à long terme. Par contre, d'autres postures, y compris parmi les plus connues et les plus pratiquées, faisant porter l'effort sur le ventre ou sur la cambrure, suivant le stade de la grossesse ou votre cas particulier, sont fortement déconseillées.

Des contractions prématurées peuvent aussi être l'héritage de stress intense ou d'activités sportives très importantes avant la grossesse ou en début de grossesse ; ne l'oubliez pas, votre contractilité utérine peut réagir non seulement dans l'instant, mais aussi à plus ou moins long terme.

Des pratiques corporelles inadaptées durant la grossesse, ou simplement à votre cas personnel, peuvent aussi nuire à votre contractilité utérine. Si une préparation psychologique et physique est bénéfique pour vous, il importe donc qu'elle soit réellement sérieuse. Un net accroissement des contractions après vos séances de préparation, quelle qu'elle soit, sauf évidemment si le but est de solliciter un utérus atone ou si vous êtes dans les tout derniers jours de votre grossesse, est probablement le signe que cette préparation vous est préjudiciable. Il est toujours temps pour vous de partir à la recherche d'un interlocuteur valable. Soyez exigeante, pour vous comme pour votre bébé.

Douleurs et endorphines

Face à la douleur de l'accouchement, il y a deux solutions possibles :

– celle, passive, qui fait appel aux analgésiques artificiels ;
– celle, active, qui permet de surmonter la douleur par des techniques appropriées, lui opposant la détente et ses mécanismes biochimiques.

Si la nature veut que les douleurs ressenties au niveau de l'utérus en travail et du bassin dans son ensemble soient directement acheminées au cortex (créant l'intensité de la douleur et la charge émotionnelle qui l'accompagne), elle a aussi, dans sa grande sagesse, mis au cœur de la biochimie cérébrale de puissants analgésiques naturels, les endorphines, qui ont le pouvoir de freiner, diminuer ou anéantir la sensation de douleur. Sous réserve que la femme en travail ne subisse pas, à son insu, une perfusion systématique de Syntocinon comme c'est très souvent le cas ; lequel Syntocinon intensifie les contractions, les rend artificielles et par là plus douloureuses et plus difficiles à contrôler que les contractions naturelles qui sont suffisantes, la plupart du temps, chez une femme bien préparée.

La récente découverte scientifique des endorphines illustre les mécanismes de balance entre la douleur et la manière d'y résister. Les endorphines sont des substances biochimiques analgésiantes sécrétées par le cerveau dans certaines conditions, qui ont le pouvoir de bloquer l'information au niveau des synapses entre les cellules nerveuses, tout spécialement au niveau des circuits cérébraux de l'affectivité, sollicités par les douleurs de l'enfantement.

Le corps produit donc des endorphines pour lutter contre le stress, contre tout ce qui l'agresse et mieux y résister. Mais il produit aussi des endorphines sous l'effet de techniques diverses visant le bien-être, ou qui stimulent les facultés sensorielles et d'adaptation. Aussi incroyable que cela soit, l'organisme produit donc des endorphines à la fois sous l'effet de la souffrance et sous l'effet de la joie et du plaisir. Nous avons là, simplifié à l'extrême, le chemin que doit parcourir la conscience pour venir à bout de la souffrance inhérente à la condition humaine, où une joie profonde s'avère la seule réponse valable aux embûches de la vie.

La ressource endorphinique est donc un potentiel conditionné par divers facteurs liés à l'individu lui-même : fatigue, manque de sommeil et d'exercices, manque de vitamines et de sels minéraux, anxiété, blocages ostéo-musculaires, tristesse, diminueront le taux d'endorphines dans l'organisme et donc la résistance au stress. Par contre tout ce qui stimule naturellement les fonctions vitales, l'équilibre nerveux et la joie de vivre produit des endorphines, élevant considérablement le seuil de tolérance à la douleur, ainsi que les facultés d'adaptation aux changements ; le plus formidable d'entre tous étant bien évidemment, la mise au monde d'un enfant.

Plus d'endorphines c'est plus de joie de vivre, plus de lucidité, la capacité de vivre dans le présent et d'accepter les défis de la vie. Tout ce qui est source de calme et de joie c'est aussi plus d'endorphines ! Sous l'influence de diverses techniques, et tout particulièrement celles du yoga, le cerveau est apte à fabriquer ces endorphines, ces analgésiques naturels qui, emmagasinés, vont permettre de « voir la vie en rose » et d'affronter les difficultés. Le yoga, qui réunifie le corps et le mental comme peu de techniques, qui travaille à la fois sur la conscience corporelle, l'assouplissement ostéo-musculaire, le système nerveux, la respiration et le vécu dans l'instant, permet à l'organisme de produire davantage d'endorphines. La relation entre le geste, le souffle et la pensée mise en pratique dans le yoga, contribue aussi fortement à cette production d'endorphines.

Les recherches scientifiques à propos des endorphines ont montré que les réactions au stress, notre puissance immunitaire et le flux des endorphines sont étroitement liés. Générant l'euphorie, apaisant la douleur, régulant l'équilibre entre le système sympathique et parasympathique, alimentant le cerveau en énergie électrique, les endorphines optimisent notre santé, notre vécu dans l'instant, notre capacité d'adaptation au présent et notre résistance à la douleur. Accom-pagnant en permanence la conscience sensorielle, elles sont une carte du tendre sur laquelle établir une naissance dans la joie et la liberté.

Nous pouvons rendre hommage aux yogis des siècles passés qui, sans microscopes mais par leurs propres expérimentations sur eux-mêmes, établirent les preuves de ce que nous redécouvrons aujourd'hui ; avec l'énorme avantage de n'avoir pas seulement fait des observations, mais d'avoir mis au point une méthode hautement élaborée, le yoga ; celui-ci leur permit de vaincre la souffrance et de connaître et préserver au-delà d'elle, la paix et l'harmonie qui brillent au cœur de l'être.

L'apport du yoga durant la grossesse

Fréquemment, les femmes me disent avoir beaucoup pensé à moi durant leur accouchement, en utilisant ce que je leur avais appris dans leurs cours de yoga ; ou bien encore sous l'emprise de l'effort intense qu'elles ont dû fournir pour accoucher, elles m'appellent pour me présenter le nouveau-né au téléphone. Il arrive aussi que des complications de dernière minute ayant surgi, elles tiennent cependant à me dire que le yoga leur a permis d'affronter la situation avec calme et sérénité.

Dans ces moments-là, qui me procurent une grande joie et magnifient l'importance d'une « transmission de femme à femme », c'est aussi moi qui remercie à « l'étage supérieur » de tout mon cœur car je sais alors que je suis le canal de quelque chose de lumineux qui, me dépassant, me rappelle cependant à une humilité constante.

Ce changement d'état d'esprit et cette ouverture à l'événement, que traduisent ces témoignages empreints de la faculté de ces femmes à transmettre la vie, non seulement biologiquement, mais sur un plan spirituel chargé d'espérance, est certainement l'apport majeur du yoga. En chemin, elles se sont construites, consolidées, trouvées habitées par quelque chose de primordial et d'on ne peut plus simple et normal : la faculté de transmettre la joie de vivre et la santé.

Les trois ou quatre premiers mois de la grossesse sont souvent les plus difficiles, surtout pour les primipares dont c'est le premier enfant. Elles subissent des transformations psycho-biologiques plus ou moins importantes : nausées et besoin excessif de dormir, hypersensibilité au stress et aux réflexions de l'entourage, qui contribuent à les fragiliser, leur donnant parfois un sentiment d'incertitude ; elles sont habitées par un besoin sécuritaire plus ou moins conscient, que leur compagnon ou leur médecin ne parviennent pas forcément à combler.

Le cours de yoga pour femmes enceintes, qui prend en compte et valorise leur vécu, leur permet tout d'abord de ne plus se sentir isolées, d'autant plus que, très rapidement, elles vont acquérir par la détente et la respiration un meilleur équilibre nerveux. Il arrive alors que bien des troubles somatiques s'estompent d'eux-mêmes lors des premiers cours, dans le même temps où elles reprennent confiance en elles, découvrant un interlocuteur attentif qui va les accompagner tout au long de leur grossesse. De cette « petite fille » un peu régressée par les premiers bouleversements de la grossesse, il va falloir dégager une femme libérée et consciente du pouvoir qu'elle peut avoir par elle-même sur les événements.

Excepté la yogini déjà pratiquante de yoga, la femme enceinte commence généralement ses premiers cours avec une certaine méconnaissance de son schéma corporel, et une conscience psycho-corporelle plus ou moins morcelée. Une vie professionnelle intense, de longs parcours dans les transports, certains événements de son histoire personnelle peuvent aussi être sources de fatigue et d'inquiétude. La colonne vertébrale, Arbre de Vie et lieu symbolique de tous nos enfantements, va porter le poids de cette grossesse et de son devenir ; rares sont ceux qui n'ont pas quelques petits comptes en instance à régler, avec leur colonne vertébrale. Le simple fait de s'allonger à plat sur le sol pour commencer un cours de yoga, chose inhabituelle dans nos sociétés occidentales modernes, va permettre de prendre davantage conscience de cette colonne vertébrale et de ses raideurs ou blocages éventuels. Certains seront résolus par des séances appropriées et des exercices judicieusement choisis, d'autres vont nécessiter quelques séances d'ostéopathie.

Outre un meilleur équilibre nerveux, le yoga va donc permettre, en un premier temps, une prise de conscience et une meilleure maîtrise de son schéma corporel, une découverte de soi et de son mode de fonctionnement.

En rééquilibrant le système nerveux, le yoga va améliorer les fonctions en découlant, régulariser la contractilité utérine, favoriser un état d'esprit positif, une prise de conscience de ses capacités, permettre à l'organisme de stocker ces précieuses endorphines porteuses de vie et antidouleurs, dont nous avons déjà parlé. Il va également permettre un assouplissement progressif et généralisé des muscles, des ligaments et donc des articulations, contrebalançant les effets néfastes que le poids grandissant du bébé fait subir à la colonne, en particulier au niveau lombaire.

Les techniques du yoga apportent une prise de conscience de la respiration, de son évolution au cours de la grossesse ; elles permettent d'agir pour l'amplifier, la régulariser, l'utiliser au quotidien pour mieux vivre, comme au moment de l'accouchement pour se recharger en énergie et diminuer la douleur des contractions.

Avant l'accouchement, les techniques du yoga permettent d'améliorer la circulation du sang et des énergies ainsi que l'ouverture du bassin, d'assouplir et d'irriguer le périnée en vue de faciliter le passage de l'enfant et d'éviter l'épisiotomie, de communiquer avec le bébé et de le faire monter ou descendre suivant les besoins ; elles permettent aussi de se préparer par la bascule du bassin, le contrôle du souffle et du mental, à accoucher dans de bonnes conditions. Ces différentes techniques combinées ont la propriété de faciliter la descente de l'enfant et l'ouverture du col, donc de raccourcir notablement la durée des accouchements, y compris pour un premier bébé. Par-dessus tout, le yoga permettra de développer la confiance et la combativité nécessaires pour mettre son enfant au monde librement, la future maman s'appuyant alors sur cette connaissance et ce vécu corporel vitalisants et réunifiants, acquis en chemin.

Grâce à son assiduité dans une voie qui va à l'encontre d'une moderne passivité galopante, elle aura conquis une autonomie plus grande, la relation à elle-même, le sentiment d'être toujours « reliée « aux forces de la nature donc de la vie, une connaissance et une conscience de soi irréversibles et renouvelées. L'enfant qui naîtra portera ceci en héritage, facteur d'espérance dans ce monde en mutation.

Yoga et maux courants

Les maux les plus courants liés à la grossesse pourraient faire croire à une incompatibilité avec la pratique du yoga pour les futures mamans. En fait, excepté certaines pathologies sérieuses dont le suivi appartient au médecin, la plupart de ces maux peuvent trouver, dans le yoga, un adjuvant précieux pour une résolution naturelle, mettant à l'abri de médications diverses, peu souhaitables durant la grossesse.

Le mal le plus répandu chez tout citoyen moderne et sédentaire est le mal de dos ; lequel va s'intensifier durant la grossesse, le poids grandissant du bébé, le changement de centre de gravité du corps et l'imbibition hormonale accrue chez la femme enceinte, fragilisant la colonne vertébrale et l'équilibre postural. Autant à titre préventif que curatif, trois ou quatre séances d'ostéopathie durant la grossesse et une séance dans les dix jours précédant l'accouchement sont souvent très bénéfiques : libérant certains blocages profonds, elles vont permettre une pratique yoguique plus libre et plus approfondie, donc plus efficace, à travers des exercices propres à contrebalancer les effets nocifs de ce changement de centre de gravité du corps.

C'est entre cinq et sept mois de grossesse que se décompensent la plupart des pathologies, en particulier celles de la colonne vertébrale ; parfois même avant. Si la crise de sciatique aigüe relève de l'ostéopathie qui vous évitera une immobilisation prolongée, sciatalgies et douleurs lombaires trouveront leur compensation dans divers exercices simples que vous retrouverez plus loin, dans la séance quotidienne. Certains blocages au niveau du bassin peuvent aussi avoir une incidence sur la contractilité utérine ; là encore ostéopathie et yoga peuvent vous éviter une perturbation durable de votre contractilité, en éliminant la cause profonde du déséquilibre.

Le poids et l'emplacement du bébé peuvent aussi avoir une incidence sur le fonctionnement organique de la femme enceinte. Des exercices simples, à base de respirations et de postures, feront monter ou descendre à volonté ces bébés, sous réserve qu'en fin de grossesse leur cordon ne limite pas leur déplacement.

L'imbibition hormonale de la grossesse est plus inconfortable chez les femmes ayant d'ordinaire un tempérament hyperlax et déjà une propension à se faire des entorses. Leur équilibre ostéo-musculaire précaire appelle une pratique en douceur et une attention particulière ; toute entorse devant être sérieusement traitée par ostéopathie, acupuncture, compresses argileuses, car ayant une incidence sur l'équilibre ostéo-musculaire, comme sur le moral. Si vous avez des entorses, la plupart des postures vont être contre-indiquées, qui feront porter l'effort dessus. En revanche, certains autres exercices de détente et de respiration vous restent tout à fait accessibles.

Nous avons déjà eu l'occasion d'en parler, le dérèglement de la contractilité utérine et les contractions prématurées sont un des maux de la grossesse les plus répandus à l'heure actuelle. Héritage d'un mauvais état général, d'un déséquilibre nerveux, ou d'efforts physiques trop intenses avant la grossesse, elles peuvent se précipiter à l'occasion de celle-ci. Les contractions prématurées sont souvent liées à des facteurs psychologiques quand elles ne relèvent pas des raisons citées précédemment, à une activité professionnelle stressante qui inhibe les fonctions d'adaptation de la femme enceinte. La plupart du temps, elles se régularisent de façon spectaculaire, dès les premiers cours de yoga. Ce qui reste prouvé dans la pratique, c'est l'incontestable supériorité et l'efficacité des médecines douces telles que le yoga, l'ostéopathie ou l'acupuncture, pour traiter les problèmes de dérèglement de la contractilité utérine.

Les trois premiers mois de la grossesse sont souvent les plus difficiles, surtout sur le plan psychologique, certaines femmes enceintes pouvant avoir des difficultés plus ou moins conscientes à accepter leur état de devenir mère. C'est la période des vomissements gravidiques fréquemment liés à cette insécurité psycho-affective. La pratique du yoga, un lieu de dialogue rassurant, une alimentation saine éliminant les saveurs épicées ou acides, vous aideront à passer beaucoup plus facilement cette période impliquant changements et transformations ; dans l'attente du quatrième mois où les troubles digestifs disparaissent et le mental s'équilibre.

Le malaise vagal est une autre spécialité de la grossesse : sans aller jusqu'au vomissement, vous pouvez avoir subitement la tête qui tourne, vous blanchissez et avez mal au cœur. Couchez-vous quelques minutes sur le côté gauche, confortablement, en attendant que cela passe. Ce type de malaise, s'il existe, est peu fréquent chez les femmes ayant une bonne hygiène de vie et un bon professeur de yoga.

Le cerclage, comme la contraction, alimente pas mal les fantasmes et les conversations de palier, au grand malheur de celles qui en ont un. En principe, un cerclage correctement fait est conçu pour tenir ; non seulement bien tenir, mais il va, par la même occasion, durcir le col utérin, ce qui rendra les contractions de l'accouchement plus douloureuses. Là s'arrête la brèche dans le moral car, sauf indications précises déterminées par votre accoucheur ou votre sage-femme, il vous est fortement conseillé de ne pas vous « invalider » dès lors que vous êtes cerclée ; tous les exercices de détente, de respiration et de concentration vous restent accessibles, qui ne demandent pas d'efforts musculaires. Sachez en tirer profit tout en continuant à oxygéner vos tissus.

Enfin, l'emplacement du placenta est important. Un professeur compétent prendra toujours des nouvelles de votre placenta. Bas inserré ou *praevia* (c'est relativement fréquent en début de grossesse) il vous interdira les postures de travail intensif au niveau du bassin et des coxo-fémorales, pouvant provoquer des contractions ; cela jusqu'à ce que, mû par une bonne volonté tout aussi répandue, il décide de remonter, vous permettant alors le même travail que les autres. Les placentas *praevia* qui s'installent, appellent la même prudence mais cela jusqu'au terme. Relaxation, respiration, travail en énergétique vous resteront accessibles si vous êtes « munie » d'un délicat placenta *praevia.* Une prudence toute élémentaire vous conduira chez un enseignant capable d'adapter sa pratique à votre cas, parallèlement à une surveillance médicale régulière.

Chaque séance de yoga maternel devrait commencer par faire le point sur votre contractibilité et sur l'emplacement du bébé. Si celui-ci est placé trop haut, deux ou trois respirations suffisent à le faire descendre ; s'il est placé trop bas, une séance peut l'aider à remonter à son gré.

Puissiez-vous, quel que soit l'obstacle rencontré et décrit ici, le dépasser grâce au yoga et aux médecines douces, afin d'offrir à votre enfant et de vous offrir à vous-même une maternité heureuse. Cela ne demande souvent que de faire la bonne rencontre et un sursaut de bonne volonté ! Ces difficultés ne sont plus une fatalité pour celles qui décident de se prendre en main et d'ouvrir en elles la circulation des énergies.

Les postures

Il y a des milliers d'années dit-on, yogis et anachorètes vivant solitaires dans les montagnes indiennes inventèrent le yoga, discipline du corps et de l'esprit, pour se libérer de la souffrance inhérente à la condition humaine, et retrouver la dimension spirituelle de l'être.

Le yoga est l'un des six systèmes philosophiques de l'Inde et le plus connu en Occident. Il postule que la délivrance est en fait une libération de l'idée du mal et de la douleur, qu'elle s'anéantit d'elle-même dès que nous comprenons qu'elle est extérieure à l'Esprit et ne concerne que la personnalité humaine[1].

Pour le yogi, le corps n'est plus une prison, source de toutes les douleurs, mais l'instrument le plus sûr pour accomplir l'expérience totale de la vie, vaincre la mort et se transmuer en corps divin ; déjà il vibre de cette même énergie cosmique, Prana, qui crée tout et habite toute chose dans l'Univers. Déjà, et il le prouve, le mental a tout pouvoir sur le corps : il parvient, grâce à ses expérimentations sur lui-même, à vaincre la mort et transcender la matière.

De cette longue tradition, l'Occident, longtemps peu avide de métaphysique, ne retint que l'aspect le plus exotique et le

1. Mircea ELIADE, *Patanjali et le Yoga*, Le Seuil, Paris, 1962.

plus extérieur du yoga : le Hatha-Yoga ou yoga de l'effort physique, à cause de son apport évident au niveau de la santé et de l'équilibre psycho-somatique. Le Hatha-Yoga prend donc le corps physique et toutes ses composantes pour instrument de la transformation, à travers les postures ou *asanas*, la discipline du souffle ou *pranayama*, la concentration ou *dharana*. Cette présentation simplifiée n'en passe pas moins initialement par de multiples chemins, tous plus subtils les uns que les autres, où tout s'interpénètre, corps physique et corps de l'énergie, des glandes endocrines au système nerveux, de l'activité électrique des cellules à la circulation sanguine, de la biologie des passions à l'onde vibratoire des sons.

La légende raconte que c'est au dieu Shiva lui-même, que l'on doit la science du yoga et ses 84 fois cent mille postures. Un jour qu'il enseignait les secrets du yoga à sa compagne au bord d'un fleuve, il fut entendu par un petit poisson curieux et déjà plus éveillé que les autres qui, se tenant coi, absorba la divine et non moins secrète connaissance. Shiva l'ayant aperçu, le petit poisson, pour se faire pardonner, lui demanda de le transformer en être humain, afin qu'il puisse apporter, avec la connaissance, la délivrance parmi les hommes. Ainsi fut fait, ainsi naquit le premier yogi, mi-dieu, mi-homme, Matsyendranatha, premier maître d'illustres lignées qui allaient s'employer à réduire le yoga à quelque 84 postures fondamentales. Depuis lors, cette spiritualisation, cette éthérisation de la matière, dont nous sommes à la fois le théâtre et les acteurs, n'a cessé de se poursuivre.

Il est courant d'entendre dire dans les milieux du yoga que nous sommes tous en chemin, et que « lorsque l'élève est prêt, le maître paraît ». En attendant de pouvoir accéder à des niveaux de réalisation spirituelle, seuls connus des plus grands yogis, nous pouvons marcher sur leurs traces, atteindre progressivement à la même science et à la même sagesse, tout en améliorant notre équilibre, notre souplesse et notre disponibilité.

Cette sagesse millénaire nous a laissé des indications incontournables pour bien travailler une posture, car on n'entre pas n'importe comment dans une posture, pas plus qu'on ne la tient, ni n'en sort n'importe comment, si on veut qu'elle ait quelque efficacité.

La toute première condition pour « être en yoga » dans une posture, est d'abord une attitude mentale qui consiste à sortir de tout esprit de compétition vis-à-vis de soi-même, tout en engageant une certaine discipline, une certaine fermeté dans la tenue de la posture ; cette fermeté devant apporter soulagement et assouplissement, et non pas violenter la « mécanique corporelle ».

Les autres conditions de la posture sont l'immobilité, la concentration mentale, le contrôle du souffle et l'étirement des muscles. La respiration utilisée durant la posture va aider à cette transcendance de la difficulté que peut représenter l'*asana* pour un adepte manquant de souplesse et de concentration. L'inspir et l'expir seront utilisés différemment selon la posture dans laquelle on entre et sort, les postures d'ouverture se prenant généralement sur une inspiration, celles de fermeture sur une expiration. Durant la posture, une respiration fine, consciente, calme et complète est préconisée, qui demande à elle seule tout un apprentissage ; elle permet une meilleure concentration, une plus grande fermeté et une oxygénation évitant les courbatures et améliorant progressivement la posture. Enfin, cette respiration consciente est aussi une respiration pranique, c'est-à-dire qui, puisant dans le grand réservoir de l'énergie pranique qui nous entoure, augmente aussi son absorption, sa fixation et sa circulation dans l'organisme : « là où la pensée va, l'énergie va » ; nous pouvons imaginer quelle merveilleuse utilité pour la femme enceinte que cette force pranique.

Il est généralement admis que chaque femme peut faire ce qu'elle veut les trois ou quatre premiers mois de sa grossesse mais cela reste relatif et fonction de chaque cas particulier ; une femme perturbée durant cette période et portée à somatiser aura besoin de postures simples, d'exercices de respiration et de détente. Cette période est précieuse pour donner de bonnes bases aux débutantes, avant que l'enfant grossissant ne vienne changer le rythme respiratoire de la mère ; la pratique devra être conçue pour un assouplissement et une réunification corps-mental progressifs, permettant à la future mère de mieux se connaître, d'apprécier l'évolution de sa grossesse, puis de s'installer positivement au sein des transformations qui vont s'intensifier à partir du cinquième mois de grossesse.

Entre cinq et sept mois, les postures sur le ventre vont progressivement s'éliminer, certaines femmes les pratiquant plus longtemps que d'autres, ainsi que les postures de grande fermeture avant et les postures inversées qui peuvent provoquer des malaises. Entre cinq et sept mois également l'enfant commence à bouger, à participer à la pratique, à donner des indications sur les postures qu'il apprécie et celles qu'il n'aime pas ; c'est aussi la période où la contractilité se précise et appelle une certaine prudence quant aux postures qui sollicitent particulièrement l'utérus.

À partir du huitième mois, la période à risques étant dépassée et l'imbibition hormonale accrue, les postures d'ouverture du bassin peuvent s'intensifier ; elles vont permettre d'améliorer la circulation sanguine, d'assouplir les jambes et le périnée, d'agrandir le bassin, toutes choses qui faciliteront l'accouchement. À ce stade-là, un travail plus dynamique, plus exigeant, amènera aussi la future maman à se mobiliser davantage, tant physiquement que moralement, en vue de son accouchement. C'est un aboutissement qui reste conditionné par l'assiduité de l'élève et l'efficacité de la pratique dans les mois qui l'ont précédé.

Il n'est pas rare de voir en fin de grossesse, les futures mères ayant pleinement profité de leurs cours de yoga, atteindre une sorte d'état extatique et euphorique tout à fait bénéfique pour la suite des événements, auxquels elles sont pleinement préparées. La joie est atteinte, but essentiel de toute pratique yoguique bien conçue !

La femme énergétique

Pouvons-nous ignorer d'où nous venons ? Certes pas du cerveau dérangé d'un génial hasard cosmique, ignorant de son tout. Les acupuncteurs qui prennent les pouls de la femme enceinte à la manière chinoise, constatent qu'ils sont particulièrement subtils, comme ceux des êtres les plus spirituellement évolués. Les plus proches du ciel ?... et pour cause ; n'est-elle pas devenue canal entre le Ciel et la Terre, n'est-elle pas le siège durant neuf mois d'éthérisation, d'une formidable alchimie énergétique dont elle ignore l'origine mais qu'elle pressent : le ciel en elle descend dans la matière.

Que ce soit dans la médecine chinoise ou dans d'autres traditions millénaires comme celle du yoga où c'est Prana, somme totale des énergies de l'Univers qui dynamise Akasa, l'éther cosmique, pour que toutes formes naissent dans la matière, la vie vient d'en haut. En s'incarnant, l'être va apporter avec lui les énergies du Ciel, qui vont se mélanger avec celles de la Terre, dès le ventre de sa mère.

Les astrologues contemporains ne sont donc pas les seuls à considérer que l'homme est un microcosme dans le macrocosme, contenant en lui-même toutes les planètes de notre système solaire et les énergies qui les particularisent. Les *Upanishads*, textes millénaires indiens, développaient déjà ce thème, où chacun des éléments qui constitue l'individu participe à l'élément correspondant dans l'Univers : « Les sages et les ascètes, toutes les étoiles et les planètes, les lieux saints, les déités des sanctuaires sont contenus dans le corps... La lune et le soleil, agents de la création et de la destruction s'y meuvent. L'espace, le vent, le feu, l'eau et la terre y sont aussi[1]. »

Dès l'instant conceptionnel, le mouvement des énergies du fœtus va se dérouler suivant des étapes et un sens différents, selon qu'il est une fille ou un garçon ; ceci d'une manière définitive, puisque chez l'adulte nous retrouverons une répartition différente des pouls aux poignets, selon le sexe. « Tandis que l'utérus devient le centre de convergence de toutes les énergies, grâce au travail conjugué des méridiens curieux qui irriguent l'enveloppe utérine, à la fin du premier mois lunaire, les grandes lignes architecturales de l'embryon sont tracées. Elles permettront la spécialisation histologique des tissus au cours du mois suivant, mais surtout elles resteront la référence cosmique de la vie sur terre. C'est pendant ces vingt-huit jours que l'embryon aura reçu le plus intense développement de toute la grossesse[2]. » Pour les acupuncteurs comme pour les yogis, il ne fait pas de doute que la nutrition de l'embryon est à la fois alimentaire et affective ; de même le fœtus élabore-t-il son corps dans une rythmicité unifiée à partir du souffle de sa mère, nous renvoyant une fois de plus à la nécessité de la qualité de la vie énergétique de la mère, de celles de ses émotions et de sa respiration.

Lorsque les conditions sont favorables, la future mère est donc traversée par de vastes courants cosmiques, telluriques, praniques et vibratoires qui, qualifiant sa vie organique, psychique et spirituelle, participent également à l'élaboration du fœtus.

1. Tara MICHAËL, *Hatha-Yoga Pradipika*, Fayard, Paris, 1974.
2. Sylvie MAS, *Embryologie énergétique*, Satyanandashram, 1991.

Tout ce qui vit, bouge et se meut sur terre est donc la manifestation de Prana, l'énergie vitale. L'air, l'eau, le soleil, les aliments, véhiculent Prana jusqu'au cœur des cellules. La découverte fondamentale des yogis est que la pensée aussi a le pouvoir de véhiculer Prana et de le stocker, en particulier dans le système nerveux et le plexus solaire : « là où la pensée va, l'énergie va ».

Le jour où nous aurons vraiment réalisé et mettrons en pratique la puissance créatrice de la pensée et des sentiments, la face de l'humanité en sera probablement changée. La prédominance de la pensée est primordiale pour qualifier sa propre vie énergétique et, pour la femme enceinte, communiquer avec son enfant avant la naissance, tout en lui apportant le meilleur des énergies, dont il a besoin pour se construire. « Le Prana pénètre tout le corps, même là où l'air ne le peut pas. Le Prana est notre véritable nourriture, sans Prana aucune vie n'est possible[3]. »

3. André VAN LYSEBETH, *Pranayama*, Flammarion, Paris, 1981.

Les bases du yoga

La respiration

Le cosmos, vaste pulsation, dans lequel tout respire, tout a un rythme, appelle l'homme à s'unir à lui dans une rythmicité unifiée. Le soleil, qui met 25 920 années à parcourir le zodiaque, rappelle à l'homme aux 25 920 respirations par vingt-quatre heures qu'il est un microcosme dans le macrocosme, aimé de lui, et destiné à le rejoindre dans une course à l'unité, que seuls entravent son aveuglement et son absence de spiritualité.

Le souffle, qui de la naissance à la mort, témoigne de la qualité de vie de l'être, est aussi le véhicule et le reflet des transformations qui s'opèrent dans l'organisme, depuis le simple apaisement respiratoire de la détente jusqu'à l'état de méditation profonde. Il n'y pas d'évolution intérieure et d'état de spiritualité vivante qui ne se traduisent par une libération et une transcendance de l'acte respiratoire.

Bien souvent, la réalité quotidienne nous entraîne loin de ces états avec plus ou moins de violence, et notre souffle se bloque ou s'emballe selon les cas, tandis que l'être humain se contente d'être le réceptacle dépolarisé de conditions d'existence, dans lesquelles il a perdu le fil conducteur qui le relie à la vaste respiration cosmique de l'Univers. Et cette vaste respiration cosmique qui est en nous depuis la nuit des temps, l'enfant qui vient incite souvent la femme enceinte, à prendre conscience de sa diminution et à en avoir la nostalgie.

La respiration est l'exact reflet de notre état d'être, réponse immédiate au vécu de chaque instant. Le reflet, non seulement de notre niveau de conscience, mais de notre état de plus ou moins grande réceptivité, de plus ou moins grande détente et ouverture à nous-mêmes et au monde.

Pour beaucoup d'êtres ballotés au milieu d'agressions psychiques et physiques par leurs conditions de vie, la respiration, telle une montagne russe, a parfois du mal à se poser, à trouver son sens et sa plénitude. Combien traversent ainsi la vie, le diaphragme bloqué, ne vivant qu'à moitié, faute d'appréhender sous un jour nouveau une réalité qui les opprime, un parcours intérieur mal éclairé. Il semble que jamais l'humanité, dans une course à l'avoir qui laisse en blanc l'accès à l'être, n'ait à ce point atteint le seuil limite, jamais si urgemment aspiré au changement créateur, ne se soit jamais autant donné de moyens, pour chercher des réponses aux conflits qui opposent la condition de l'homme à ses aspirations profondes.

Jamais non plus les excès de la civilisation moderne n'ont à ce point perturbé le déroulement des grossesses, faisant naître de nouvelles complications devant lesquelles la médecine n'a pas toujours la réponse adéquate, faute de n'avoir su remplacer les mathématiques par la psychologie dans ses universités. La femme moderne entravée dans ses aspirations au calme et à l'unité, particulièrement durant la grossesse, souhaite retrouver au plus profond d'elle-même, loin du monde et du bruit, ces rythmes libérateurs porteurs de vie, baumes bienfaisants et amis protecteurs, générateurs de santé, dont elle devine combien l'enfant qui se forme en elle, va avoir un besoin essentiel. C'est très souvent à ce stade que se situe son premier souci et son premier apprentissage ; aussi aurons-nous l'occasion de revenir souvent, dans les séances pratiques, sur ces notions de rythme respiratoire.

Selon les préceptes du Yoga de l'Énergie[1], le rythme respiratoire unifié et libéré intéresse tous les niveaux du souffle, trois exactement. Aucune leçon correctement conçue de travail corporel, de détente, et de préparation à la naissance, ne peut faire l'économie d'une approche approfondie de cette respiration à trois niveaux, en relation directe avec la transformation physiologique de la grossesse et avec l'enfant *in utero*.

Le premier niveau est la respiration abdominale ou respiration basse, diaphragmatique, lequel diaphragme se bloque sous l'effet du stress, des tensions, du manque d'exercice physique. À long terme, ces blocages qui intéressent cette région peuvent avoir une incidence sur la contractilité utérine. La future maman qui ne sait plus respirer dans son ventre a souvent besoin d'une petite rééducation car elle a pris la mauvaise habitude de ne plus respirer qu'aux niveaux supérieurs, le niveau de la respiration moyenne dans la poitrine, et le niveau de la respiration haute, au-dessus de la poitrine ou sous-claviculaire.

Il arrive plus rarement que des futures mamans, craignant de voir se développer inconsidérément leur ventre en respirant amplement, s'imaginent pouvoir le retenir en se retenant de respirer ; délicieux fantasmes des premières grossesses, qui s'estompent rapidement dès qu'elles comprennent que, de toute façon, il est trop tard pour empêcher leur ventre de

1. Roger Clerc, *Manuel de Yoga*, tomes I et II, Éd. Le Courrier du Livre, 1979-1982.

« gonfler », et qu'il vaut mieux s'en amuser. Le fou rire qui masse le diaphragme, est encore la meilleure solution pour avoir l'impression de maîtriser la situation !

Enfin, outre la nécessité de libérer peu à peu cette respiration complète que je viens d'évoquer, il importe de savoir que seule la respiration par le nez, bouche fermée, est nécessaire et préconisée dans toutes les techniques de yoga, car étant la seule qui permet le bon fonctionnement de la physiologie respiratoire et des échanges gazeux alvéolaires.

Les respirations bouche ouverte ne sont utilisées que ponctuellement dans des exercices précis, comme ceux de purification, par exemple. Elles ne permettent pas, comme la respiration nasale, de favoriser l'érection de la colonne vertébrale, la libération et le contrôle d'une respiration complète, profonde et unificatrice, et la régénération du système nerveux. Pendant l'accouchement, elles font monter l'adrénaline, sous oxygène, donc rendent les contractions plus douloureuses et font perdre le contrôle de la situation.

La physiologie du souffle, peu à peu modifiée par la grossesse, appelle une plus grande vigilance sur la qualité du travail respiratoire proposé, en tous lieux et toutes circonstances. Je ne saurais trop recommander aux futures mamans d'être particulièrement attentives à cet aspect de leur pratique.

La détente et le pouvoir de la pensée

La détente, c'est lorsqu'à l'intérieur de soi s'effectue un « lâcher prise » mental et physique face aux événements, face à la vie en général, qui nous apparaissent alors sous un jour nouveau. La détente c'est l'abandon total de soi-même à l'instant présent, un état de confiance et de réceptivité, d'ouverture d'esprit plus grande ; la détente est un état naturel perpétuellement menacé, en perpétuelle reconquête, par lequel tout vit, tout vibre, tout est plus beau, plus simple, plus vrai. Cet état de grâce au milieu des tempêtes de l'existence, cette paix intérieure et cette créativité qui en découlent, le yoga nous donne les moyens de l'acquérir. Il a basé toutes ses techniques sur l'assimilation de cet état de détente préalable.

« Là où la pensée va, l'énergie va », telle est la constatation de base et le cœur de la démarche en Yoga de l'Énergie. Cette maîtrise de l'énergie par la pensée va intéresser l'être à tous les niveaux, du plus dense au plus subtil ; le plus dense étant le corps physique par exemple, et le plus subtil, les états supérieurs de conscience ; chaque niveau ayant ses énergies propres et ses techniques appropriées.

La pensée, l'attention, vont donc être les premiers outils utilisés pour amener à une détente plus profonde, à l'éveil de la conscience, à la présence à soi-même, à une réelle qualité d'être en yoga ; sans cette détente et cette qualité de présence à soi-même, sans cette quête de l'intériorité, le yoga ne serait qu'une gymnastique de plus. La pensée va donc être utilisée de façon importante dans tous les exercices visant à ramener l'individu au cœur de lui-même, et tout d'abord dans son corps physique. Par la pensée, nous allons prendre conscience de l'état de la respiration, de plus ou moins grande crispation des muscles, du schéma corporel, de la capacité de dispersion, ou au contraire de réunification du mental. La pensée est toute-puissante ; elle a une action en profondeur sur le corps. Les premiers exercices visant à amener la détente conduisent dans le même temps à prendre conscience de cette relation corps-esprit ininterrompue, conscience qui ne cessera de s'accroître au fur et à mesure de la pratique et de l'évolution intérieure.

Des exercices simples et nombreux, comme par exemple l'alternance de contractions et décontractions musculaires, sont utilisés pour favoriser cette détente psycho-corporelle. C'est une base essentielle sur laquelle vont se bâtir le reste du cours, les postures, les enchaînements ou phrases, les circulations méridiennes ou énergétiques, les exercices de concentration ou de méditation. La détente agit en profondeur sur la circulation des énergies et permet l'efficacité de la démarche yoguique ; sans elle, on ne peut espérer aucun résultat, ni prétendre être « en yoga ».

Lorsque l'élève est fatiguée, il convient d'augmenter la durée des exercices visant à la détente et au recentrage des facultés ; les exercices faits dans la précipitation ou avec un seuil de fatigabilité non pris en compte, peuvent être néfastes ou inutiles, n'apportant pas de transformations en profondeur. Durant la leçon, l'organisme a également besoin de fréquents temps de repos entre les exercices, pour en permettre l'assimilation et les effets.

La détente est parfois plus difficile à atteindre pour certaines personnes que pour d'autres, selon la qualité de vie et d'environnement qui sont les leurs. Tout l'art de l'enseignant résidera donc dans sa capacité à conduire quiconque à se détendre rapidement. Excepté certains cas extrêmes dont l'état de surexcitation ou de déséquilibre mental ne relève pas du yoga, il est généralement admis qu'un cours de yoga bien conduit doit apporter une grande détente générale, et un certain changement de plan de conscience vers plus de calme et d'unité. Une pratique assidue permet une détente sans cesse croissante, jusqu'à ce qu'elle fasse partie intégrante du quotidien, partie de la qualité d'être. En ce qui concerne la femme enceinte, la détente provoquée par les cours de yoga, agira de façon bénéfique sur la contractilité utérine, sur le bon déroulement des grossesses et des accouchements, pour peu que la future mère puisse, jusqu'en salle de travail, utiliser ce qu'elle aura appris dans ses cours.

La détente est donc le premier but à atteindre dans la pratique du yoga ; c'est également le souci du yogi expérimenté qui sait combien, d'elle, dépend à long terme, son évolution spirituelle. Toute crispation du corps et du mental empêche la libre circulation de la vie et des énergies. Le bébé *in utero* est le premier à manifester de façon spectaculaire sa sensibilité aux tensions maternelles, et sa capacité à se détendre en même temps que sa maman ; replié sur lui-même, en début de cours, sous l'effet de la tension nerveuse de sa mère car prisonnier d'un utérus qui l'enserre, il s'étale en tous sens, en souplesse, lorsque la maman et son utérus se détendent de concert. C'est ainsi que les futures mamans découvrent avec étonnement que leur bébé, lui aussi, peut faire du yoga dans leur ventre !

La non-violence et le non-jugement

Débuter en yoga veut dire immanquablement se heurter à ses limites corporelles et mentales, peu conscientes au quotidien, et aux références morales d'une éducation et d'une socialisation où bien souvent la compétition fait rage. Se déconditionner de cet esprit de compétition, de cette peur de ne pas savoir, de ne pas réussir, de ne pas faire comme ou aussi bien que son voisin, est une étape nécessaire à franchir dans la voie du yoga.

Les futures mamans font, à cet égard, souvent preuve d'une sagesse supérieure à la normale, toutes habitées qu'elles sont par leur état et plus portées à s'occuper de ce qui se passe en elles, qu'autour d'elles.

Cette notion primordiale de non-violence et de non-compétition vis-à-vis de soi-même fait partie de l'état d'esprit du yoga, et conditionne la pratique. Cela peut simplement vouloir dire, au départ, de ne plus considérer son corps comme une machine qui « passe ou qui casse », mais comme une partie importante, déterminante, d'un soi-même digne de respect et d'attention, dont on va exiger un travail conscient, doux et progressif, sans aucune auto-violence due à une non-reconnaissance de ses limites. Cela peut sembler peu de chose, et pourtant que de bouleversements des consciences s'en suivent.

Nous avons vu précédemment que toute crispation mentale engendre des répercussions au niveau corporel ; quelquefois, ces crispations s'installent de façon durable, à travers des somatisations, en bloquant la libre circulation des énergies. Cela représente évidemment une forme de violence vis-à-vis de soi-même, et un apprentissage d'envergure que l'on va reprendre toute sa vie pour s'en prémunir ou s'en libérer.

Dans la pratique, nous allons retrouver cet esprit de non-violence dans chaque exercice, chaque étape du yoga. Du plus simple au plus compliqué, du plus dense au plus subtil, ce lâcher prise et cette non-compétition vis-à-vis de soi-même sont nécessaires. Il s'agira donc d'exécuter chaque pas sur la voie, avec l'attention, la détente et le non-jugement maximum. Lorsque cette étape est franchie, il devient alors plus évident pour le yogi ou la yogini de comprendre un précepte essentiel du yoga, discipline exigeante, qui consiste à travailler à la fois avec douceur et fermeté. Cela ne s'atteint que par l'abandon de l'esprit de compétition, de « forçage de la mécanique corporelle ».

Fort heureusement, les nombreuses péripéties dues à cet esprit compétitif bien de chez nous, atteignent peu de femmes enceintes. Quelques-unes cependant s'astreignent à des séries d'abdominaux olympiques, afin de « mieux accoucher », et n'obtiennent que des crises de sciatiques dans le meilleur des cas ou bien, fortes du syndrome de la « super future mère », passent sans discontinuer en dépit du bon sens, du jogging au sauna, de la piscine à la gym, ou bien du stretching au bodybuilding, pour finir blêmes et contracturées à l'extrême, bien avant la fin des neuf mois de grossesse. Halte donc aux surenchères, tout bébé en gestation est un bébé pacifiste qui aime bien dormir en paix ses heures de sommeil !

De plus, que vous le vouliez ou non, et même si vous êtes jeune et dynamique, votre grossesse n'en nécessite pas moins de vous ménager intelligemment, si vous ne voulez pas courir le risque de complications, la plus répandue étant un dérèglement de la contractilité utérine.

Le recentrage des facultés

Détente, respiration et lâcher prise sont des éléments de base que vous allez maîtriser progressivement, à travers des techniques appropriées. Ils permettent de développer une dimension capitale elle aussi pour « être en yoga » : le recentrage des facultés. Indissociablement liées, ces bases de la technique du yoga se confortent mutuellement, permettant un retour à la santé physiologique et psychologique.

Se recentrer signifie développer la capacité de s'intérioriser, de façon à lutter contre la dispersion. Trois niveaux de concentration sont utilisés couramment : au niveau de la tête afin d'y rassembler et d'y développer les facultés d'attention, d'observation et de volonté ; au niveau du ventre afin d'y découvrir le centre de gravité du corps, d'y ramener la vitalité menacée par la dispersion. Pour les femmes enceintes, il est bien évident que ce centre va prendre une grande importance ; on y prendra aussi contact avec le bébé *in utero*, nous verrons ultérieurement comment et pourquoi. Enfin, l'on travaillera aussi au niveau de la poitrine pour y prendre contact avec la force spirituelle de l'amour et de la paix ; c'est surtout à ce niveau-là que la rencontre avec l'enfant en gestation se fait la plus forte, car il sait bien reconnaître ces énergies et se diriger vers elles.

Différentes énergies habitent donc ces centres de gravité et d'unité, qualifiées plutôt d'ambiances vibratoires en Yoga de l'Énergie :

– pour la tête et Ajna chakra : ambiance psychique ;
– pour le ventre et Manipura chakra : ambiance physique ;
– pour la poitrine et Anahata chakra, le chakra du cœur : ambiance spirituelle.

Dans les prochaines séances pratiques, certaines techniques spécifiques du Yoga de l'Énergie vont être utilisées, parallèlement au travail des postures et des enchaînements ; en particulier l'utilisation du regard intérieur qui permet de développer la conscience de soi, la relation geste-souffle, les facultés de concentration, la sensibilisation et la dynamisation des courants d'énergie dans le corps.

Pratiques

Cours de respiration

ॐ

1
CALMER

2
DÉCOMPRESSER

3
CONSCIENTISER

4
QUALIFIER

5
AMPLIFIER

Avant de commencer ce cours, souvenez-vous de vous mettre dans l'état d'esprit du yoga : abordez ces exercices sans aucun esprit de compétition, ne forcez jamais la respiration, cela ne sert à rien et n'apporte jamais rien de valable, à quelque niveau que vous soyez. Prenez le temps de faire les choses lentement et surtout consciemment (là où la pensée va, l'énergie va). Accordez plusieurs minutes à chaque étape du cours et réexécutez-les avec plaisir. Ce travail très simple agit en profondeur ; il vous aidera à trouver le calme, vous recentrer, à respirer plus complètement, et plus amplement, à donner des bases solides à votre démarche yoguique. Si votre mental est distrait, si vos pensées vous entraînent au loin, soyez vigilante, revenez immédiatement dans l'ici et maintenant, dans ce que vous êtes en train de vivre. Ne négligez pas ce travail, car vous aurez à y revenir chaque fois que vous ferez du yoga, comme tous les yogis du monde. Le bienfait et les transformations que vous allez en retirer vous seront acquis pour toujours et déborderont largement le cadre de vos séances de yoga.

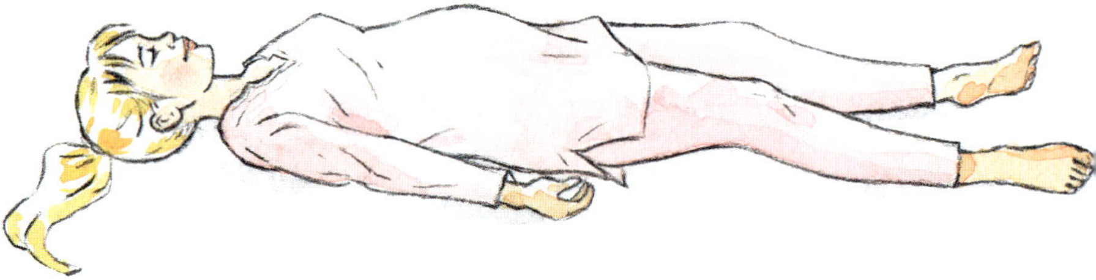

1. Calmer

Savasana est le nom que l'on donne à la posture de détente complète, couchée à plat dos, les bras le long du corps, les paumes de main vers le ciel, les jambes bien relâchées, les yeux fermés et les mâchoires desserrées. Si cela peut vous aider lorsque vous débutez, posez les mains sur votre ventre doucement, en pensant à votre bébé.

Dans un premier temps, écoutez simplement, passivement, sans intervenir, votre respiration naturelle ; observez votre ventre qui se soulève à l'inspir, s'abaisse à l'expir, et cela jusqu'à ce que vous pensiez que votre respiration est le plus calme que vous puissiez atteindre à ce moment-là.

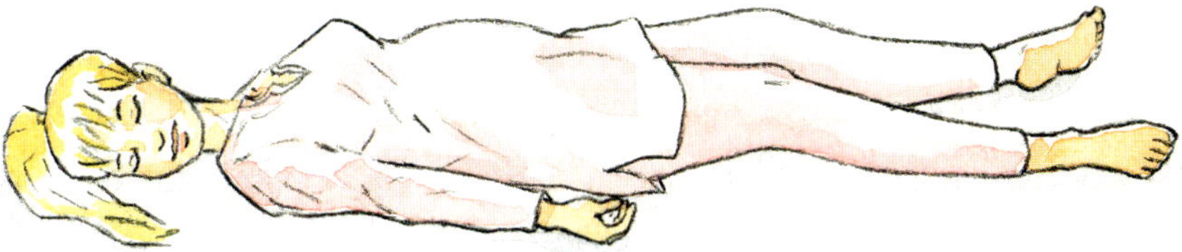

Dans un deuxième temps, amenez votre conscience dans l'appui de votre tête au sol. Sentez l'appui de la tête au sol, puis détendez-vous dans l'ambiance oculaire (derrière les yeux). Ensuite commencez à faire rouler très très lentement votre tête sur le sol ; vous allez l'emporter ainsi vers la gauche, revenir au centre, vers la droite, dans un mouvement continu très lentement, comme si vous ne vouliez pas que, de l'extérieur, on voit votre tête bouger. Sentez bien ce sublime passage en vous de l'immobilité au mouvement. Prenez tout votre temps pour faire cet exercice (au moins trois allers-retours complets), puis ramenez la tête dans l'axe du corps. Ce simple travail peut déjà provoquer de profonds soupirs de détente.

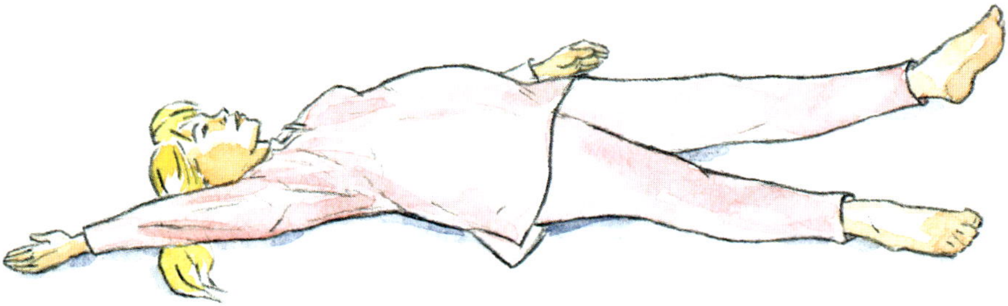

2. Décompresser

Sur une profonde inspiration, emportez tranquillement votre bras gauche au-dessus de la tête, en même temps que vous pointez votre pied gauche, toujours sur cette même inspiration ; pointez ensuite le pied vers vous, étirez bien tout votre côté gauche ; puis sur l'expir relâchez tout, ramenez le bras le long du corps. Faites la même chose à droite : inspirez profondément et calmement en étirant votre bras droit au-dessus de la tête et en pointant le pied droit, puis pointez le pied vers vous, toujours sur la même inspiration ; étirez bien tout votre côté droit. Relâchez et ramenez le bras le long du corps. Maintenant sur une profonde inspiration, emportez les deux bras sur le tapis au-dessus de la tête, étirez bien tout le corps, relâchez à l'expir en ramenant les deux bras le long du corps.

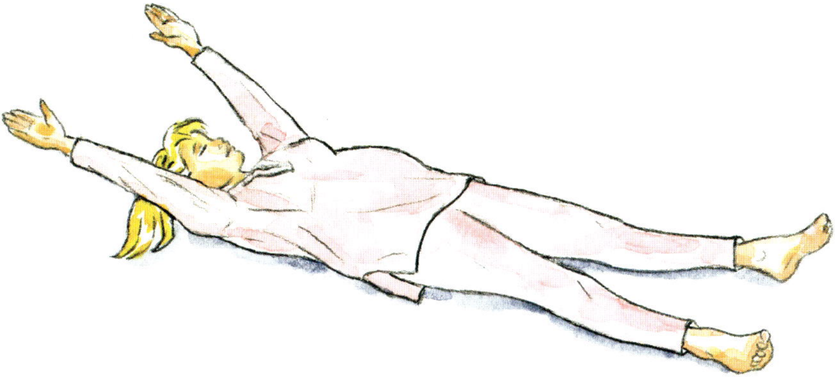

Toujours à plat dos, les bras le long du corps, prenez une légère inspiration, à peu près le tiers d'une inspiration profonde (ne respirez pas à fond, vous ne pourriez faire l'exercice) puis bloquez le souffle, et toujours sans respirer, faites très vite, rentrer et sortir le ventre, plusieurs fois de suite, puis inspirez profondément en étirant, les bras au-dessus de la tête. Recommencez deux fois cet exercice pour bien masser le diaphragme. Vous pouvez faire cet exercice quel que soit le stade de votre grossesse.

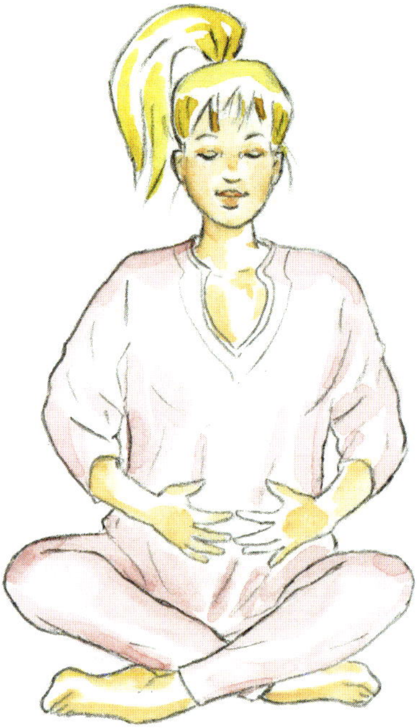

3. Conscientiser

Toujours couchée à plat dos (vous pouvez aussi faire cet exercice assise si cela vous convient mieux), vous allez prendre conscience des différents niveaux du souffle ; commencez par poser vos mains sur le ventre, amenez votre attention dans votre respiration abdominale ; sentez comment ça respire dans le ventre, en spectatrice, simplement, sans intervenir, laissez respirer tout seul ; restez ainsi quelques minutes en conscientisant bien votre souffle dans votre ventre : à l'inspir, le ventre avance, à l'expir, il recule, etc. ; puis posez les mains sur les basses côtes et sentez bien le passage du souffle dans les côtes, qui s'écartent à l'inspir, se rapprochent à l'expir ; restez ainsi quelques minutes.

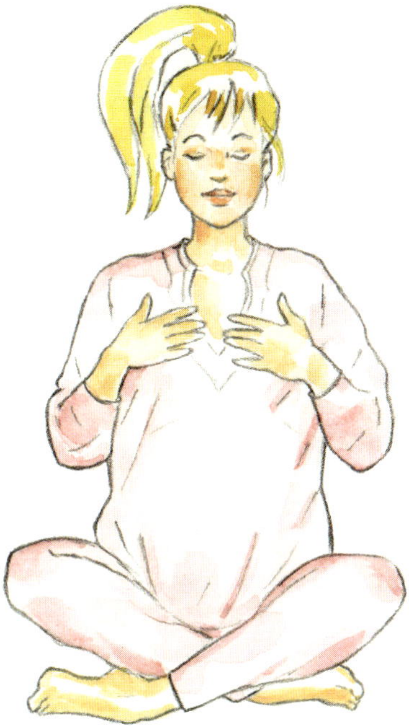

Puis posez les mains sur la poitrine et sentez le passage du souffle dans la poitrine, toujours en spectatrice, sans intervenir ; laissez le souffle circuler librement, l'inspir soulever la poitrine, l'expir l'abaisser.

Ramenez ensuite les bras le long du corps ; à présent sentez le passage de votre souffle dans votre gorge ; écoutez-le, sentez-le pendant quelques minutes aussi. Puis prenez conscience du passage du souffle au niveau des narines, sentez bien l'air qui entre et sort par les narines. Agissez ainsi quelques minutes pour chaque niveau.

Puis, les yeux fermés, tandis que vous sentez le passage du souffle au niveau des narines, visualisez en même temps sans forcer les deux triangles formés par vos narines.

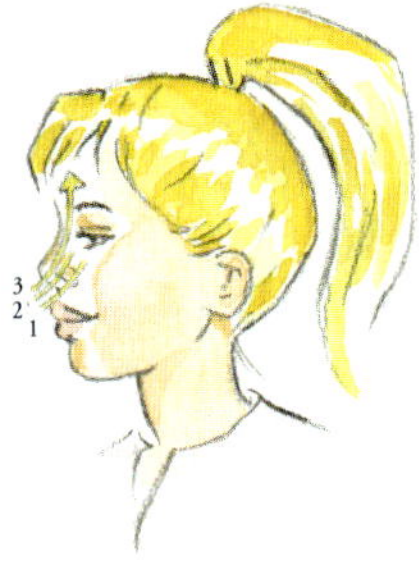

3. niveau spirituel
2. niveau émotionnel
1. niveau physique

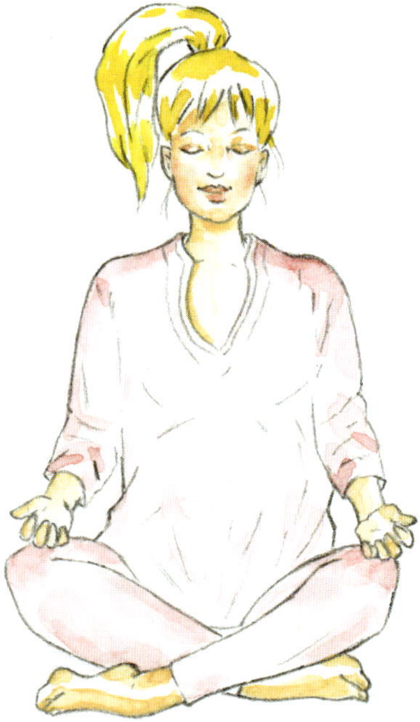

4. Qualifier

Lorsque vous aurez bien visualisé les narines en totalité, mentalement vous allez les diviser en trois parties selon l'exemple donné ci-dessus par le dessin. Lorsque vous respirez dans la partie à la base des narines, vous vous rechargez en énergie au niveau physique ; en respirant dans la partie du milieu, vous vous rechargez en énergie psychique ; lorsque vous respirez dans la partie la plus à la pointe des narines, vous vous rechargez en énergie spirituelle. Faites l'exercice calmement, en partant de la base, et en passant d'un niveau au niveau suivant, en restant suffisamment longtemps pour bien les intégrer et les conscientiser. Si vous percevez une difficulté à un niveau ou à un autre, c'est que vous manquez d'énergie à ce niveau ; persévérez jusqu'à ce que vous établissiez l'équilibre entre les trois niveaux.

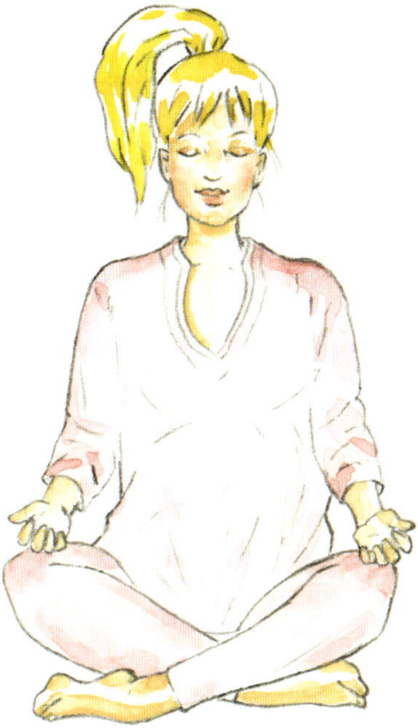

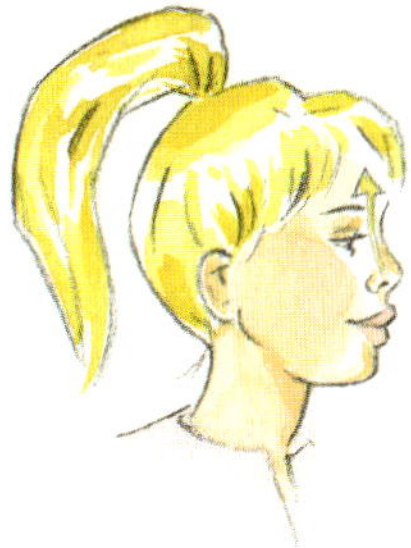

Cet exercice doit être fait très doucement, très calmement ; de façon à en tirer bénéfice et comprendre comment l'utiliser, aussi bien au quotidien qu'au moment de l'accouchement, pour vous revitaliser. Évidemment, la partie supérieure des narines est la plus énergétisante mais ceci dit chaque individu peut ressentir les choses différemment ; apprenez donc, par la pratique, à découvrir ce qui est bon pour vous. Lorsque vous aurez bien respiré au niveau spirituel, en partant de ce niveau, vous respirerez consciemment en remontant tout le long du nez jusqu'au front, pour établir ainsi une sorte de pont énergétique et qualifier l'ambiance frontale, la dynamiser, lui « donner consistance », en quelque sorte.

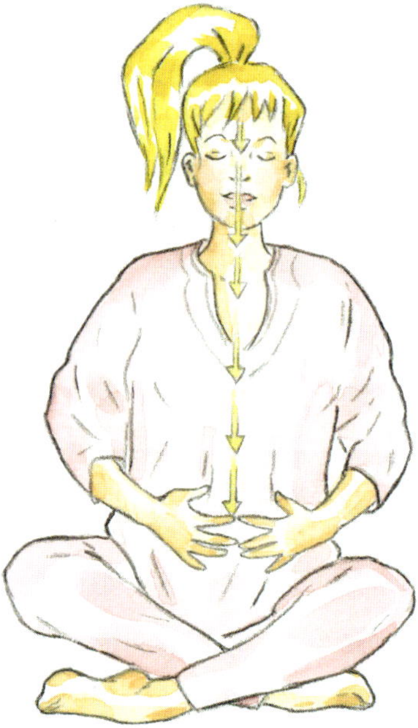

Toujours allongée, les yeux fermés (vous pouvez aussi travailler assise), nous allons maintenant aborder l'exercice du regard intérieur, qui consiste à relier les énergies vitales du ventre aux énergies mentales de la tête, en établissant une sorte de pont énergétique entre l'ambiance abdominale et l'ambiance frontale. Amenez votre attention dans votre ventre, derrière le nombril, à l'intérieur du corps ; puis, en inspirant doucement, remontez jusque dans l'ambiance frontale, derrière le front, toujours à l'intérieur du corps ; suivez bien mentalement le trajet du souffle, en respirant, finement, lentement, consciemment, sans jamais forcer. Expir, vous redescendez le souffle et le regard intérieur vers le bébé ; inspir, vous remontez dans l'ambiance frontale ; expir, vous redescendez dans l'ambiance abdominale, jusqu'à ce que vous ayez un agréable sentiment de facilité, puis laissez respirer tout seul.

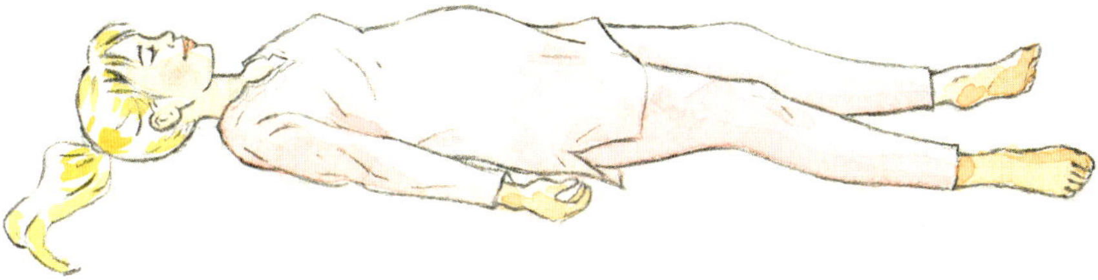

5. Amplifier

Allongée en *savasana* sur le sol, vous allez maintenant apprendre à donner de l'ampleur à votre souffle, à l'allonger en le contrôlant, en travaillant la respiration complète qui, comme son nom l'indique, intéresse tous les niveaux du souffle, que vous avez appris précédemment à conscientiser. Expirez profondément (le ventre rentre tout seul lorsque vous expirez bien à fond), puis très doucement, inspirez dans le ventre (sans le gonfler), montez l'inspir sans saccade dans les côtes, la poitrine, les épaules, puis redescendez l'expir tout le long du corps jusqu'à ce qu'à nouveau le ventre rentre seul (plus ou moins selon le stade de la grossesse). Recommencez ainsi plusieurs fois en prenant votre temps, sans forcer, vous allez progressivement allonger l'inspir, allonger l'expir.

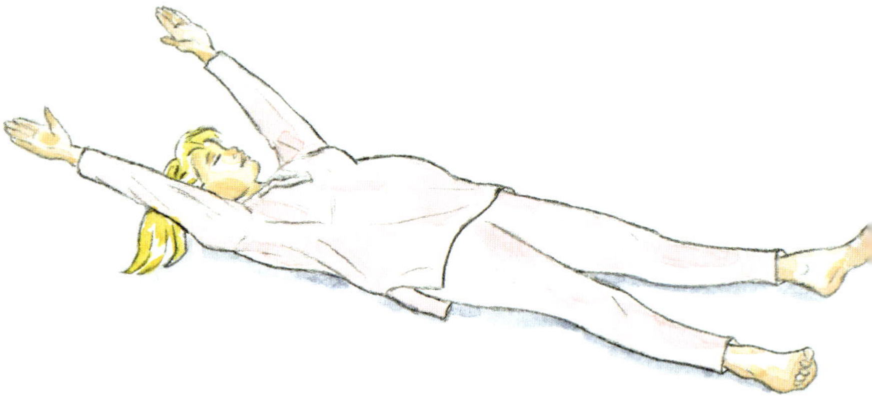

Vous continuez en ajoutant un mouvement des bras synchronisé au souffle : l'inspir emporte lentement les bras au-dessus de la tête sur le tapis, l'expir ramène les bras le long du corps. Respirez lentement, finement, amplement, sans forcer. Si vous avez la sensation désagréable d'une gêne, c'est que vous êtes probablement allé trop vite. Calmez votre respiration, et recommencez plus lentement. Faites ceci quelques minutes en harmonisant bien le geste et le souffle, puis sur une profonde inspiration, emportez les bras au-dessus de la tête et étirez-vous bien, tout le corps, jusqu'au bout des orteils, comme un chat.

La séance quotidienne

ॐ

1

SAVASANA – TÊTE ROULANTE – ÉTIREMENT

2

CONTRACTIONS – DÉCONTRACTIONS

3

ÉTIREMENTS

4

MASSAGE DU DOS – JAMBES PLIÉES (NUTATION-CONTRE-NUTATION)

5

MOBILISATION DES COXO-FÉMORALES

6

CHIEN-CHAT

7

ASSISE SUR ORTEILS RENTRÉS

8

TRAVAIL DU PÉRINÉE

9

SAVASANA – NIVEAUX DU SOUFFLE

10

REGARD INTÉRIEUR

11

DÉTENTE TÊTE ROULANTE – ÉTIREMENT

12

CHENILLE

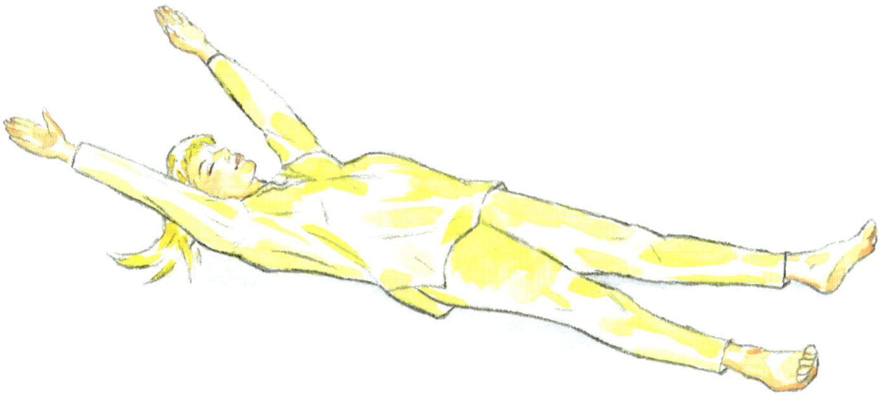

1. Savasana – tête roulante – étirement de tout le corps

Ces exercices que vous avez déjà appris, dans le cours de respiration commencent et terminent généralement tous les cours, quel que soit votre degré d'initiation. À plat dos, dans la posture de *savasana*, les yeux fermés, les bras le long du corps, paumes de mains vers le ciel et jambes relâchées, vous faites très lentement rouler votre tête sur le tapis, en sentant bien le passage de l'immobilité au mouvement ; vous emportez votre tête vers la gauche, puis vers la droite, en allant bien jusqu'au bout du mouvement, très lentement, en prenant tout votre temps, comme si vous ne vouliez pas que l'on voit votre tête bouger.

Puis vous ramenez tranquillement la tête dans l'axe du corps, et sur une profonde inspiration, vous vous étirez bien, tout le corps, comme un chat, les bras au-dessus de la tête, sur le tapis.

Ramenez ensuite les bras le long du corps, bien détendus.

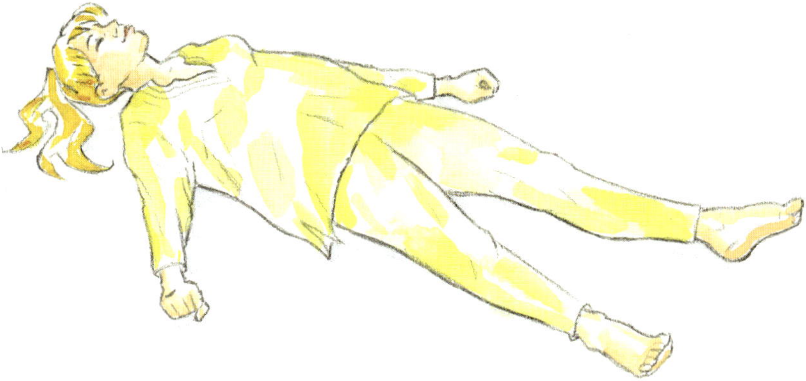

2. Contractions – Décontractions

Toujours en posture de *savasana* à plat dos, vous allez maintenant contracter très fort tout le haut du corps, jusqu'à la taille : dos, épaules, bras, nuque, poings fermés, et en même temps, décontracter complètement tout le bas du corps : bassin, fessiers, jambes. Soyez vigilante, intériorisez-vous pour faire cet exercice, dans lequel il s'agit de scinder le corps en deux parties antagonistes. Puis vous relâchez tout le corps, complètement, et durant une minute, amenez votre attention dans votre respiration spontanée, que vous écoutez sans intervenir.

Puis vous recommencez : contractez en haut, détendez en bas, relâchez tout le corps en amenant la conscience dans le souffle naturel. Recommencez l'exercice une troisième fois, puis relâchez. Ensuite, vous allez faire le contraire, c'est-à-dire que vous détendez complètement tout le haut du corps jusqu'à la taille et en même temps, vous contractez tout le bas du corps à partir de la taille : bassin, jambes, pointes de pied tendues ; puis vous relâchez tout le corps, écoutez votre respiration. Recommencez l'exercice trois fois de suite, en n'omettant pas de bien vous détendre entre chaque contraction.

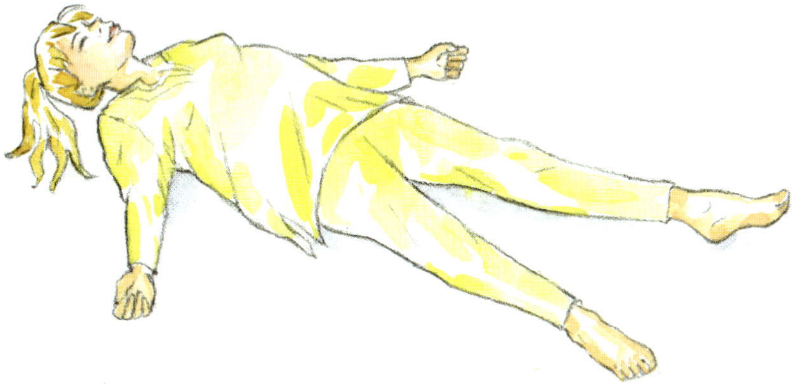

Ensuite, vous allez contracter bien fort tout le côté gauche du corps : bras et jambe gauches, pointe de pied tendue, tandis que, dans le même temps, vous prenez soin de garder le côté droit complètement détendu. Ne soulevez pas le corps du sol, ne contractez pas trop le dos, sinon vous ne pourrez plus contrôler efficacement la détente à droite. En fait, il s'agit de doser l'effort, en quête de la réalisation parfaite de l'exercice. Puis vous lâchez tout et, durant un instant, vous écoutez sans intervenir, votre respiration naturelle. Puis vous recommencerez deux fois la même chose, avant de faire le contraire : contractez tout le côté droit (bras droit, jambe droite) en même temps que vous laissez tout le côté gauche du corps bien détendu ; relâchez, écoutez votre respiration. Recommencez la même chose également deux fois à droite. Puis faites l'exercice en contractant le bras droit et la jambe gauche et, ensuite, en contractant le bras gauche et la jambe droite.

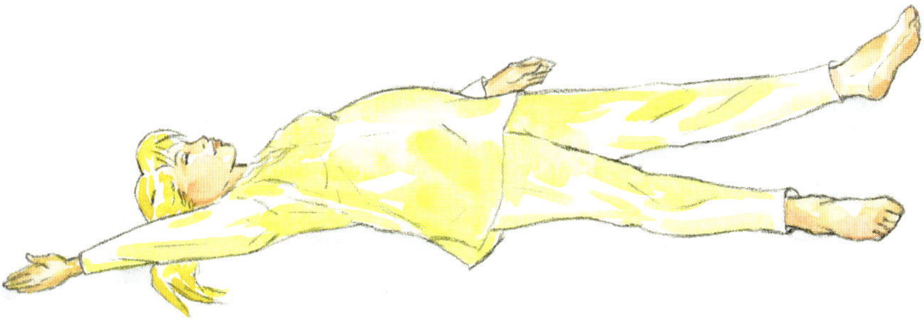

3. Étirements

Vous avez, en principe, déjà appris ce petit exercice intermédiaire dans le cours de respiration : en inspirant profondément, vous emportez votre bras gauche sur le tapis au-dessus de la tête, tout en étirant bien tout le côté gauche du corps jusqu'au pied que vous pointez vers vous. Vous ramenez le bras gauche en détente le long du corps, et vous faites la même chose de l'autre côté : inspirez, étirez tout le côté droit du corps en portant le bras droit au-dessus de la tête, sur le tapis. Ramenez le bras droit en détente le long du corps puis en inspirant toujours profondément, vous emportez les deux bras sur le tapis au-dessus de la tête, tout en vous étirant bien fort, tout le corps, comme un chat, jusqu'au bout des orteils.

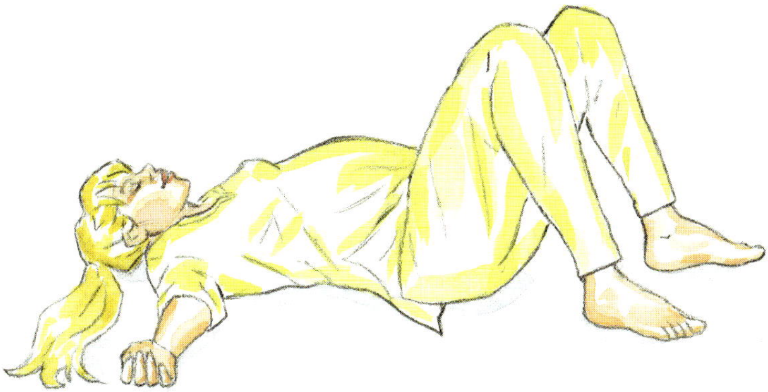

4. Massage du dos jambes pliées (nutation-contre-nutation)

Toujours à plat dos, les bras le long du corps, vous pliez les jambes, les pieds à plat au sol, et vous allez masser votre dos, en faisant rouler votre bassin de la façon suivante : alternativement, vous cambrez les reins puis vous décambrez en basculant le bassin et en plaquant les reins au sol. Ceci en souplesse ; tout votre corps participe au mouvement en entraînant votre tête ; faites l'exercice plusieurs fois : cambrez, décambrez, plus rapidement, puis détente.

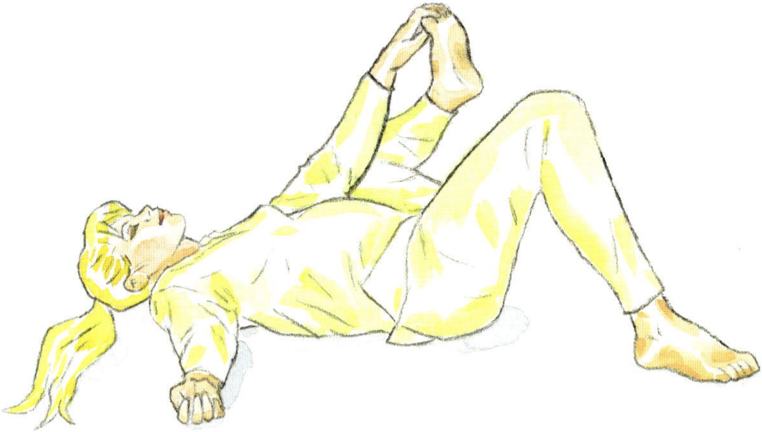

5. Mobilisations coxo-fémorales

Empruntée à Moshé Feldenkrais, cette mobilisation coxo-fémorale permet un assouplissement progressif de cette articulation, puis contribuera à l'ouverture du bassin : toujours couchée à plat dos, jambes pliées, vous attrapez votre pied gauche par le bout des orteils, en gardant le reste du corps bien détendu ; puis attentivement, vous faites passer votre genou à l'intérieur, puis à l'extérieur du coude, au moins six fois : intérieur, extérieur du coude. Reposez ensuite votre pied au sol, puis faites la même chose avec la jambe droite : saisissez les orteils droits et faites passer votre genou droit, jambe pliée, à l'intérieur, puis à l'extérieur du coude. Répétez cet exercice également six fois à droite, tranquillement : genoux à l'intérieur, puis à l'extérieur du coude. Reposez le pied droit au sol. Détente un instant.

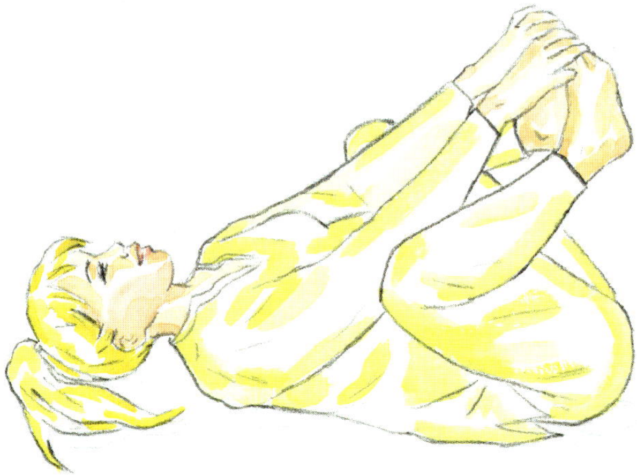

Vous allez ensuite faire cet exercice en mobilisant les deux jambes à la fois : attrapez les deux pieds par le bout des orteils, jambes pliées, puis passez les deux bras à l'intérieur des genoux, ensuite les deux bras à l'extérieur des genoux. Recommencez le mouvement, tranquillement au moins six fois, en essayant de garder le reste du corps bien détendu : passez les genoux à l'extérieur des bras, puis à l'intérieur. À partir d'un certain stade de grossesse, votre ventre va vous gêner et cette troisième phase de l'exercice deviendra moins aisée. Essayez de le faire aussi longtemps que vous pouvez, mais sans forcer. Puis à partir de sept mois de grossesse environ, vous remplacerez cette troisième étape d'exécution par l'exercice d'ouverture du bassin, expliqué à la page suivante.

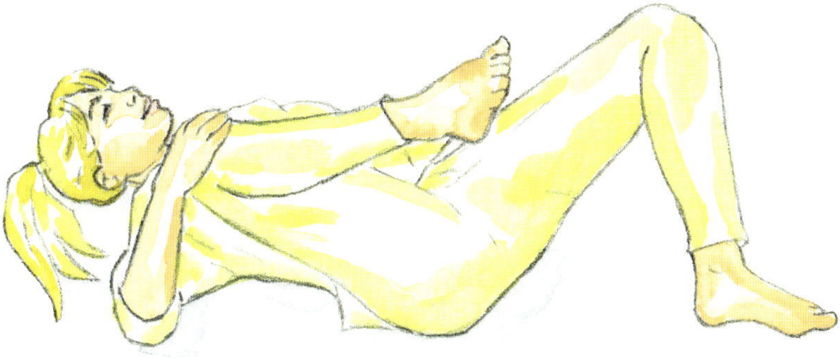

Ouverture du bassin
(à partir du huitième mois seulement)

À plat dos, jambes pliées, pied droit au sol, vous saisissez le genou gauche en l'entourant avec votre main gauche, puis en expirant vous amenez le genou gauche vers l'aisselle gauche en exerçant une légère pression dessus. À aucun moment ne ramenez votre cuisse gauche vers l'intérieur du corps ; recommencez cet exercice plusieurs fois ; puis posez le pied gauche au sol et faites la même chose avec la jambe droite : posez la main droite sur le genou droit, coude vers l'extérieur, jambe relâchée et bien ouverte ; inspirez en ouvrant bien par le côté et expirez en ramenant le genou droit vers l'aisselle droite en appuyant doucement dessus. Recommencez l'exercice plusieurs fois, puis posez le pied au sol ; détente.

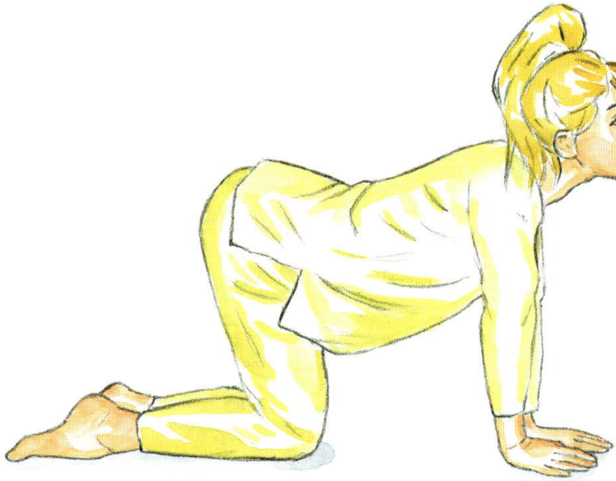

6. Chien-chat

Mettez-vous à quatre pattes, les bras écartés de la largeur des épaules, les jambes de la largeur du bassin, le dos bien plat (ne laissez pas tomber le bassin en arrière), les yeux fermés, les orteils allongés. En inspirant, vous levez la tête et en même temps vous creusez le dos, particulièrement au niveau des omoplates, en laissant tomber le ventre vers le tapis. N'oubliez pas de respirer par le nez, bouche fermée, finement et consciemment. Votre respiration doit accompagner la totalité du mouvement que vous exécuterez lentement et sans saccades. Puis expirez en faisant le gros dos : laissez tomber la tête sur la poitrine, arrondissez le dos, enfoncez les genoux dans le sol, poussez le bas du dos vers le ciel : là aussi, exécutez le mouvement lentement, en l'accompagnant de bout en bout avec l'expiration. Renouvelez l'ensemble du chien-chat plusieurs fois.

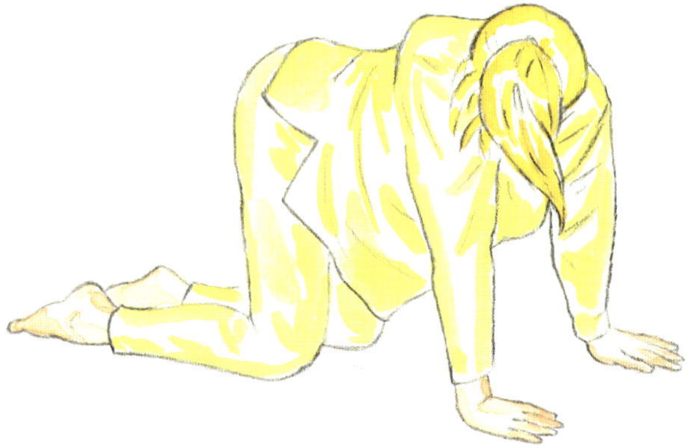

Chien-chat en rotation

Revenez le dos à plat, la tête alignée dans le prolongement du dos ; inspirez dans l'axe, puis expirez en rotation vers la gauche de façon à apercevoir votre fessier gauche (comme un chien attrapant sa queue), sans plier les bras, mais exécutez le mouvement avec souplesse, l'expiration l'accompagnant bien du début à la fin ; revenez dans l'axe du corps ; inspirez, puis en expirant, pliez-vous vers la droite, de façon à apercevoir votre fessier droit. Revenez dans l'axe ; recommencez l'exercice trois ou quatre fois de chaque côté, en allongeant bien la respiration, synchronisée au mouvement. Puis, venez vous asseoir en détente, sur les talons, orteils allongés, le dos droit.

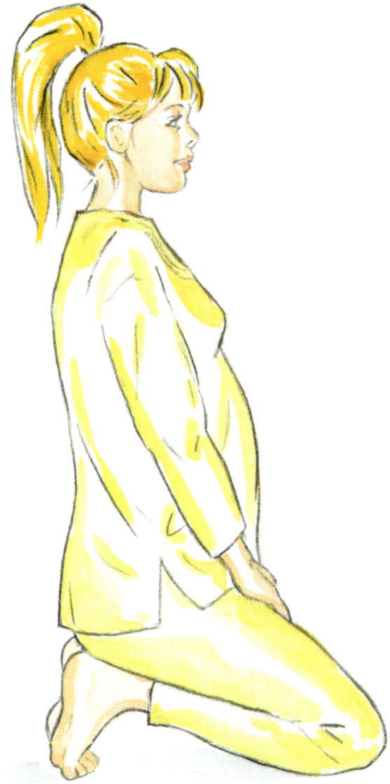

7. Assise sur orteils rentrés

Cet exercice tonifie les jambes et relance la circulation du sang et des énergies dans les membres inférieurs. Retournez les orteils avant de vous asseoir sur les talons, le dos droit, les yeux fermés, les mains sur les genoux, paumes vers le ciel ; restez dans la posture en respirant calmement. Cet exercice peut être difficile pour certaines personnes manquant d'entraînement. Poursuivez-le vaillamment, en le faisant tous les jours, il deviendra vite plus aisé. Lorsque vous en ressentez le besoin, dégagez une jambe après l'autre, en la secouant bien en arrière, comme un chat qui s'est mouillé la patte ! Recommencez l'exercice une seconde fois ; dégagez à nouveau la posture, secouez vos jambes ; revenez ensuite en *savasana,* à plat dos, en vous faisant rouler par le côté pour éviter d'inutiles contractions à votre utérus.

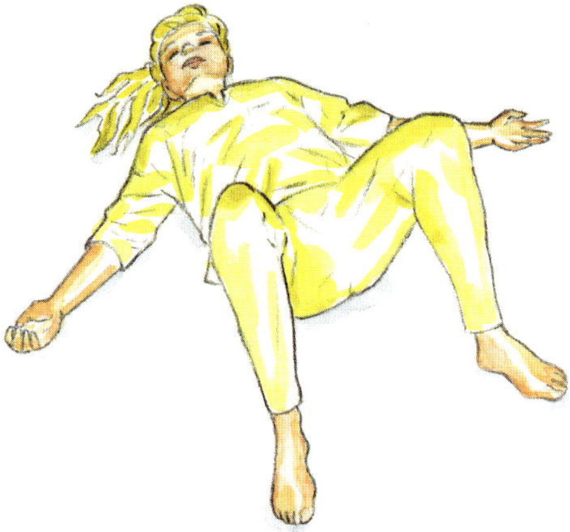

8. Travail du périnée : contraction-décontraction

Cet exercice, à base de contractions-décontractions, peut se pratiquer dans toutes les positions : assise, debout, couchée, dès lors que vous l'aurez bien assimilé. Pour commencer, entraînez-vous à le faire à plat dos, jambes pliées, écartées, pieds à plat au sol : contractez le vagin en inspirant doucement, puis relâchez à l'expir ; prenez conscience de la solidarité vagin-anus qui se contractent de concert ; faites l'exercice en mettant l'accent tantôt sur l'un, tantôt sur l'autre, en prenant soin de faire remonter la contraction le plus haut possible. En laissant maintenant de côté le contrôle du souffle, contractez, décontractez le vagin une trentaine de fois, tranquillement, et lentement, car si vous allez trop vite, vous risquez de vous cantonner à une contraction superficielle, moins efficace. Faites-le consciemment car, au moment de l'accouchement, vous devrez au contraire détendre, relâcher, ouvrir, votre périnée le plus possible ; plus vous en aurez conscience avant, plus cela vous sera aisé. Nous reviendrons sur ce point dans le cours de préparation à l'accouchement.

Pour en savoir plus sur le périnée, voir de Maïté JACQUET et Mathilde NOBÉCOURT, *Une année dans la vie d'une femme*, Albin Michel, 1987, et de Martine TEXIER, *L'Attente sacrée*, Le Souffle d'or, 2001.

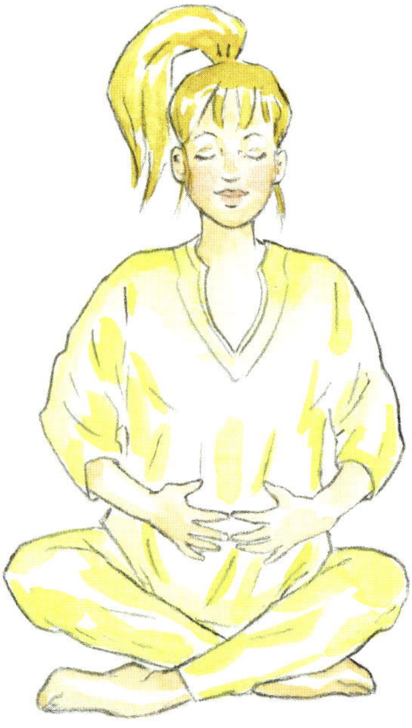

9. Savasana – niveaux du souffle

Revenez ensuite en détente en *savasana* quelques instants, à plat dos, les bras le long du corps, les yeux fermés. Vous allez poursuivre cette leçon en reprenant l'exercice de conscientisation des différents niveaux du souffle, que vous aurez appris dans le cours précédent de respiration (paragraphe 3 : *Conscientiser).* Vous pouvez également l'exécuter en position assise en tailleur, appuyée contre un mur, si vous le préférez. Le dos droit, installez-vous confortablement de façon à pouvoir oublier votre corps, puis posez les mains sur le ventre, et sentez le souffle naturel dans le ventre ; observez sans intervenir, laissez respirer tout seul ; à chaque inspiration, pensez que tout se dénoue, tout se fluidifie autour du bébé (plus votre utérus va se décontracter, plus votre bébé va avoir de la place, et plus il va bouger et s'étaler : il fait du yoga avec vous !).

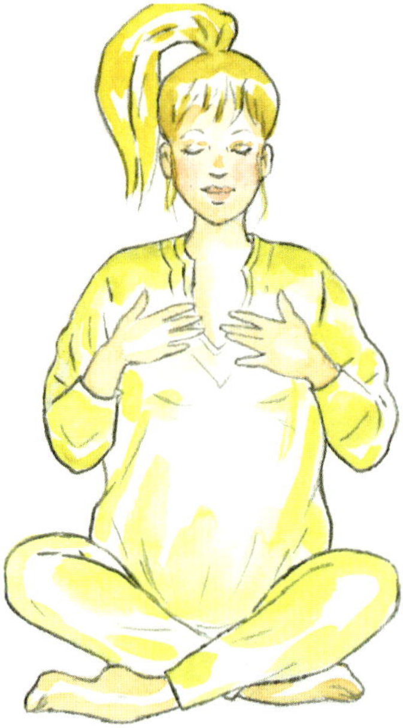

Niveaux du souffle

Respirez ainsi en osmose avec lui quelques minutes, puis passez à l'étage au-dessus : sentez le passage du souffle dans les côtes, également quelques minutes, sans forcer, en laissant faire la respiration naturelle.

Sentez bien ensuite le passage du souffle dans votre poitrine, en spectatrice, pendant quelques instants ; puis sentez le passage du souffle dans la gorge, également quelques instants et, pour finir, sentez le passage du souffle au niveau des narines, l'air qui entre et sort par les narines.

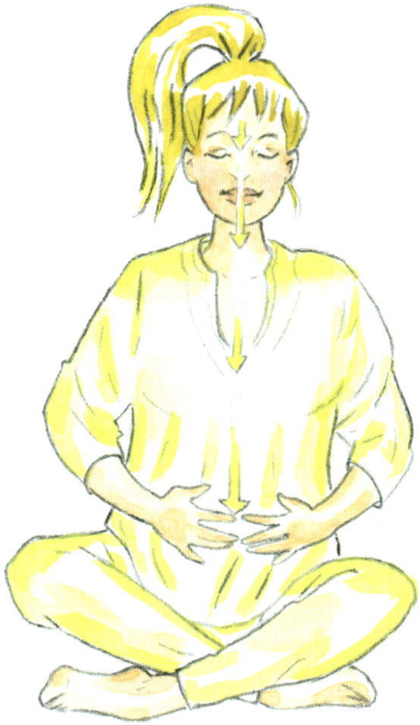

10. Regard intérieur

Ramenez votre conscience en expirant lentement, légèrement, vers le bébé, puis en inspirant, remontez lentement, tranquillement, votre inspiration et votre regard intérieur dans l'ambiance frontale, derrière le front. En répétant cet exercice, vous établissez un pont énergétique de communication entre ces deux pôles, qui vous sera également utile pour maîtriser votre accouchement, le chakra correspondant à l'ambiance frontale, étant aussi le centre de commande de la volonté. Continuez tranquillement durant quelques minutes, sans aucune crispation, lentement, en allongeant progressivement le souffle : descendez en expirant le regard intérieur vers le bébé, remontez en inspirant le regard intérieur dans l'ambiance frontale ; il s'agit d'une respiration plus énergétique que physique, donc une respiration subtile, fine, légère, non violente, que vous allongez, vous qualifiez, simplement en y apportant votre attention, votre conscience.

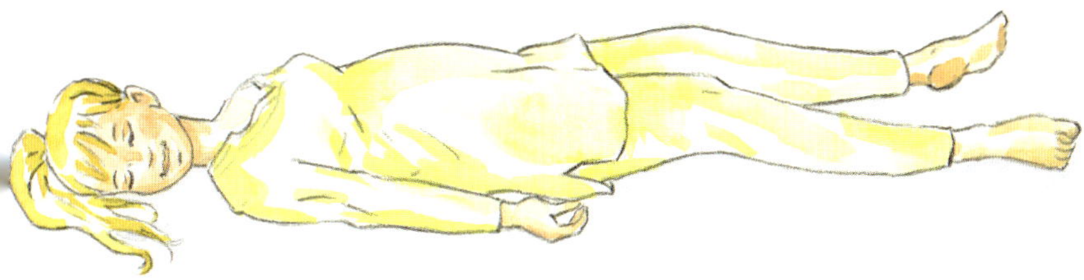

11. Détente – tête roulante – étirements

Revenez en détente en *savasana*, pour faire rouler lentement, très lentement la tête sur le tapis, comme au début du cours. Vous l'emportez vers la droite, puis vers la gauche, en prenant votre temps, puis vous ramenez la tête dans l'axe du corps. Détente un instant les yeux fermés, à l'écoute de votre respiration naturelle ; observez les changements opérés en vous depuis le début du cours, au niveau de votre respiration, votre concentration, votre utérus et votre bébé. Puis, sur une profonde inspiration, vous emportez les bras sur le tapis, au-dessus de la tête, en vous étirant bien tout le corps, de la tête aux pieds, comme un chat.

En fin de grossesse, certaines femmes pratiquant assises l'exercice précédent de conscientisation des niveaux de souffle, peuvent trouver pénible de revenir s'allonger à plat dos, pour celui-ci. Si c'est votre cas, vous pouvez sauter cette partie, pour passer directement au dernier exercice : la chenille.

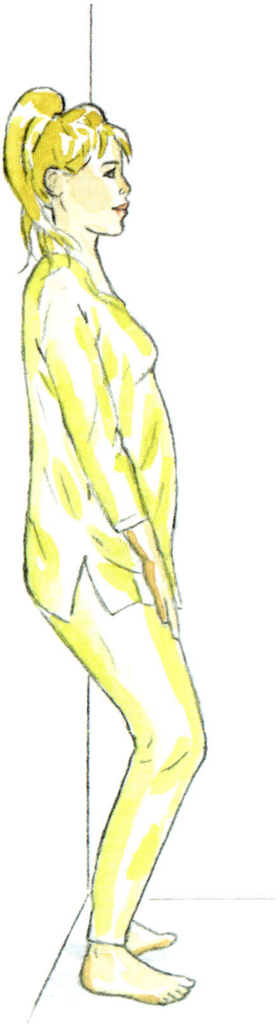

12. La chenille

La chenille a pour but de corriger l'excès de cambrure et les douleurs ostéo-musculaires engendrées par le poids grandissant du bébé, comme de vous apprendre à conscientiser et maîtriser la bascule du bassin. Dans la position debout, appuyez-vous contre un mur, les pieds écartés de la largeur du bassin, les talons à quelques centimètres du mur, de façon à avoir la tête et le dos contre le mur, les bras le long du corps, les épaules détendues. Inspirez en étirant tout le corps vers le ciel, jusqu'au sommet du crâne, puis en expirant, basculez le bassin de façon à décambrer et à pousser le pubis vers le haut ; le ventre rentrant automatiquement tout seul, vous allez, tout le long de l'expir, glisser ainsi le long du mur, en plaquant les reins au mur, en rentrant le ventre, en pliant les genoux, en gardant les pieds à plat au sol, et en descendant le plus bas possible. À la fin de l'expir, relâchez l'effort de bascule du bassin. Puis vous recommencerez l'exercice six fois, en allongeant la respiration, bien synchronisée au mouvement. Ne vous raidissez à aucun moment et prenez soin de garder les épaules détendues durant la chenille (exercice déconseillé si le bébé est placé trop bas).

Cours de conscience-énergie
Concentration

ॐ

1

SAVASANA – CONTRACTIONS – DÉCONTRACTIONS
ÉTIREMENTS

2

CIRCULATION DE L'ÉNERGIE
EN CROIX DE SAINT-ANDRÉ

3

RESPIRATIONS SYNCHRONISÉES
TÊTE-JAMBES

4

DÉTENTE EN SAVASANA

5

REGARD INTÉRIEUR

6

GOUVERNEUR ET CONCEPTION

7

BULLE DE PROTECTION

8

NARINES : DU PLUS DENSE AU PLUS SUBTIL

9

CONCENTRATION SUR AJNA CHAKRA

10

VISUALISATION – LA RENCONTRE AVEC BÉBÉ

11

NIVEAU DU SOUFFLE

12

SAVASANA – TÊTE ROULANTE – ÉTIREMENTS

Cours de conscience-énergie
Concentration

« Là où la pensée va, l'énergie va », vous vous en souvenez, est le principe moteur du Yoga de l'Énergie, dont les techniques conduisent peu à peu l'élève à se sensibiliser à cette énergie et à l'utiliser consciemment.

À travers ce cours, vous allez entrer en contact avec la notion de Conscience-Énergie et l'univers du non-manifesté (puisque, pour la plupart, cette énergie en question reste invisible à l'œil nu), et avec la possibilité de véhiculer cette énergie, en affinant vos sens subtils, par le biais du souffle et du mental. Vous pourrez ainsi développer votre faculté de concentration, qui vous sera utile au quotidien, comme pour l'accouchement. Probablement, franchirez-vous une étape dans la prise de conscience et la maîtrise de vous-même, qui vous resteront acquises pour la vie. Puisse la paix intérieure guider vos pas dans cette nouvelle leçon car, souvenez-vous-en, toute crispation du corps ou du mental, entrave le travail de la conscience, la libre circulation de l'énergie, et votre possibilité de rencontrer et conserver la paix.

Vous pouvez exécuter ce cours intégralement, soit en alternance avec le cours de respiration précédent ou la séance quotidienne, soit à la suite de l'un des deux. Si vous voulez en tirer tous les bienfaits, un cours de concentration une à deux fois par semaine est préconisé.

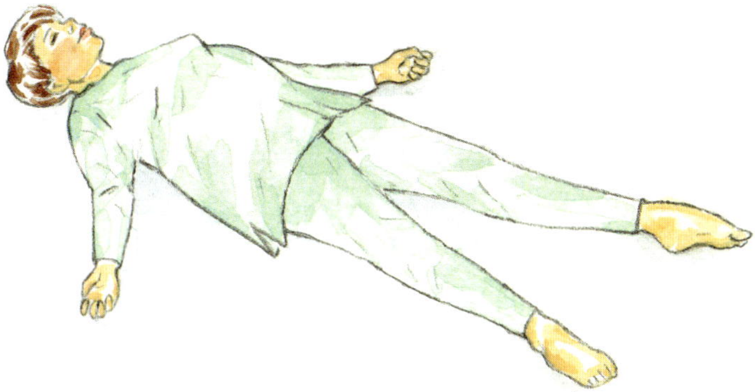

1. Savasana – contractions – décontractions étirements

Prenez la posture de *savasana*, à plat dos, les bras le long du corps, les jambes détendues, les yeux fermés ; puis exécutez l'exercice de contractions-décontractions que vous avez appris dans la séance quotidienne : vous contractez d'abord le haut du corps jusqu'à la taille tout en gardant les fessiers et les jambes détendues, puis vous relachez en observant votre respiration naturelle ; vous recommencez l'exercice trois fois de suite, puis vous inversez : vous détendez bien tout le haut du corps jusqu'à la taille, tout en contractant les fessiers et les jambes jusqu'au bout des orteils ; relachez tout, écoutez comment ça respire en vous. Recommencez trois fois de suite, puis faites le même exercice cette fois en contractant le côté gauche, puis le côté droit du corps alternativement trois fois de suite. Ensuite faite l'exercice en diagonale : vous contractez bras gauche, jambe droite, relâchez, conscientisez le souffle, puis inversez : contractez bras droit, jambe gauche, etc. Vous recommencez trois fois. Ensuite, inspirez profondément en emportant les bras au-dessus de la tête sur le tapis tout en vous étirant tout le corps, comme un chat, jusqu'au bout des orteils.

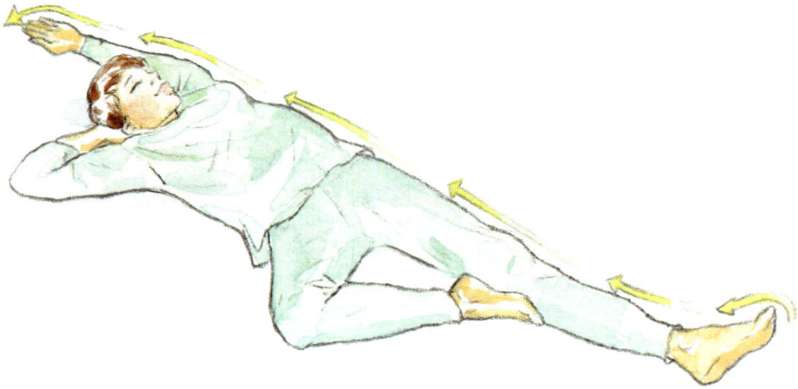

2. Circulation de l'énergie en croix de Saint-André

Prenez la posture de détente du Yoga de l'Énergie : la croix de Saint-André, à plat dos, vous écartez largement et confortablement les jambes sur le tapis, et faites de même avec les bras au-dessus de la tête. Lorsque vous aurez bien intégré cette posture, elle remplacera souvent avantageusement *savasana*. Nous allons utiliser cette posture pour aborder la notion de l'énergie dans le corps, dynamisée par le souffle allié au mental. Vous fermez tout d'abord la circulation de l'énergie dans le côté droit du corps, en pliant la jambe droite, ouverte au sol, le pied droit reposant à l'intérieur de la jambe gauche, le poing droit fermé contre la tête ; ainsi reste ouverte librement, la circulation de l'énergie à gauche ; vous amenez votre pensée dans le gros orteil gauche, vous inspirez en contournant le pied, vous remontez toujours en inspirant le long de la jambe gauche, le long du côté gauche, jusqu'à l'aisselle, puis vous expirez dans le bras gauche, puis la main gauche.

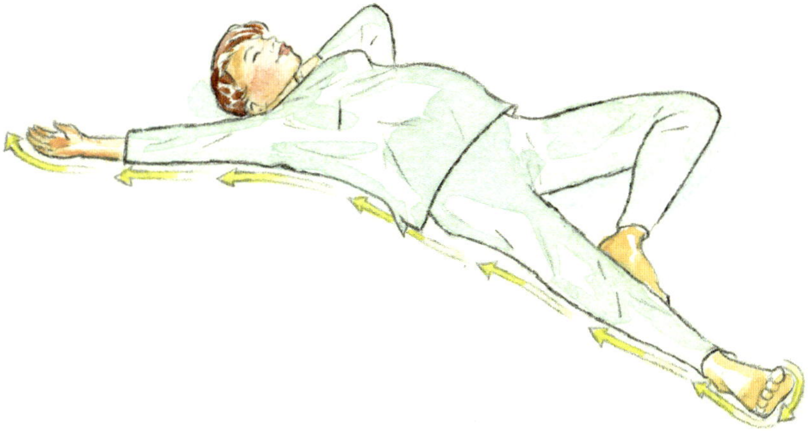

Puis vous ouvrirez de nouveau le côté droit, et resterez en détente en croix de Saint-André, en essayant de sentir s'il y a une différence entre le côté gauche du corps sur lequel vous venez d'agir, et le côté droit. Avec un certain entraînement, cette différence est de plus en plus sensible, qui apporte la preuve du pouvoir de la pensée sur la circulation de la vie et des énergies dans le corps.

Ensuite, vous ferez le même exercice à droite, en fermant le côté gauche comme vu précédemment ; amenez votre conscience dans le gros orteil droit, contournez le pied en le dessinant vers l'extérieur ; inspirez ainsi et remontez tout le long de la jambe droite, du côté droit, jusqu'à l'aisselle, puis expirez dans le bras droit et la main droite. Recommencez l'exercice trois fois, puis reprenez la croix de Saint-André et essayez d'être à l'écoute de votre vécu corporel et des différentes sensations ayant pu intervenir. Puis vous ferez l'exercice en dualité de concentration, c'est-à-dire, en conservant ouverte la croix de Saint-André, vous ferez circuler l'énergie, le souffle et le mental, dans les deux côtés en même temps.

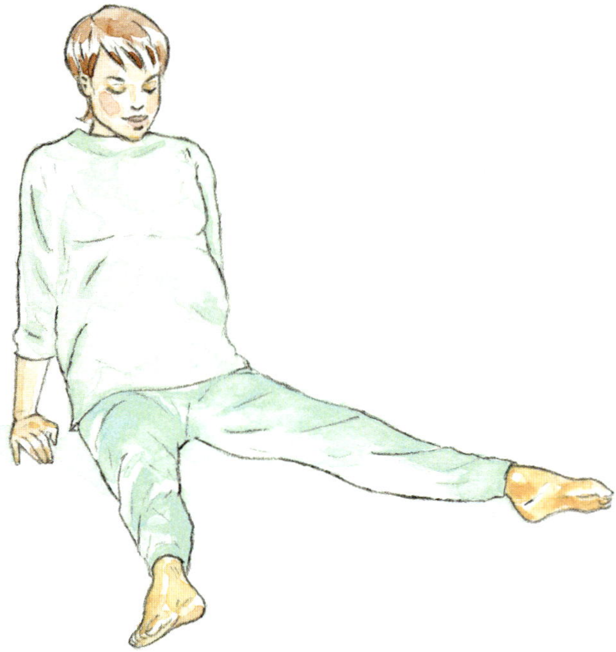

3. Assise – respirations synchronisées tête-jambe

Vous viendrez ensuite vous asseoir, les jambes allongées devant vous, largement et confortablement écartées, les mains posées au sol derrière vous, doigts dirigés vers vous, bras tendus, de façon à avoir le dos plat, la poitrine ouverte, la tête dégagée. Vous allez faire tourner lentement les pieds en opérant de larges cercles, de l'extérieur vers l'intérieur, auxquels vous ajouterez une respiration complètement synchronisée au mouvement : inspir, les pieds montent en tournant de l'intérieur vers vous, jusqu'au maximum ; expir, les pieds redescendent vers l'extérieur, puis jusqu'à la pointe de pied tendue à son maximum. N'escamotez pas le mouvement, n'oubliez pas de faire de larges cercles.

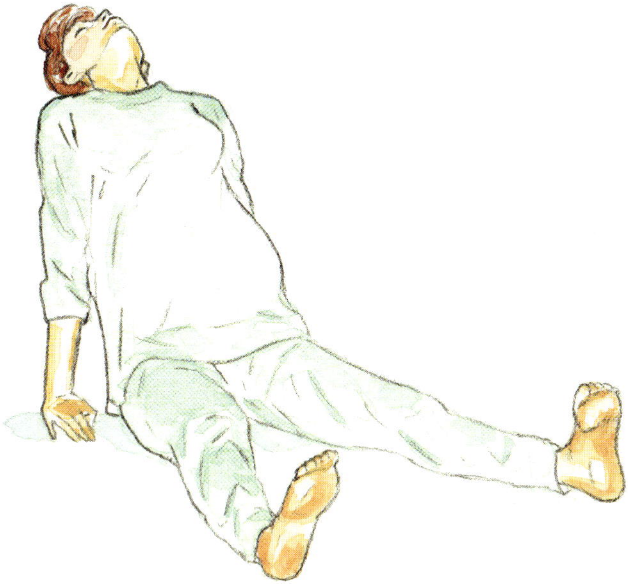

Puis, lorsque vous aurez parfaitement intégré cet exercice en respirant lentement, calmement, consciemment, vous y ajouterez un mouvement de la tête, complètement synchronisée elle aussi au mouvement-respiration des pieds, c'est-à-dire, lorsque les pieds montent vers vous, ils font en même temps reculer la tête complètement en arrière ; lorsque l'expir ramène les pieds vers l'extérieur, il ramène en même temps le menton sur la poitrine (sans arrondir le dos). Le mouvement doit être continu, harmonieux et sans saccades. Tout le corps doit bouger d'un seul bloc, sans que la tête ou les pieds ne se désolidarisent, unifiant ainsi les énergies du bas du corps à celles du haut. Progressez calmement et patiemment, car beaucoup rencontrent des difficultés de synchronisation en débutant dans ce type de travail ; vous obtiendrez ainsi la satisfaction de ne plus être morcelée dans votre conscience-énergie et votre schéma corporel.

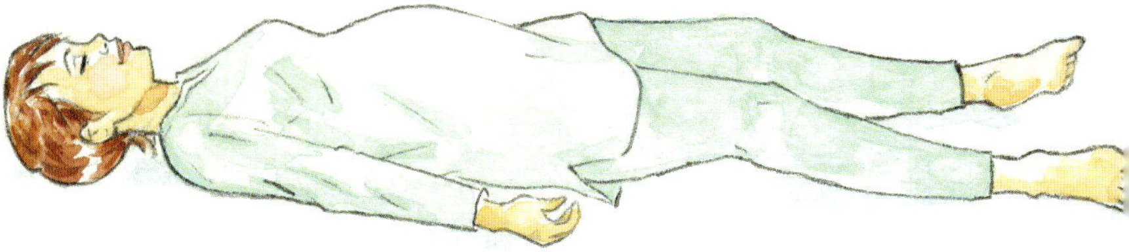

4. Détente en savasana

Revenez ensuite en détente en *savasana*, à plat dos, installée confortablement, les yeux fermés, à l'écoute de votre souffle naturel ; en osmose avec votre bébé, percevez consciemment l'évolution de votre vécu corporel vers plus de calme et d'unité. Ne faites l'exercice suivant que lorsque vous sentirez que vous avez acquis ce calme et cette unité qui lui seront indispensables.

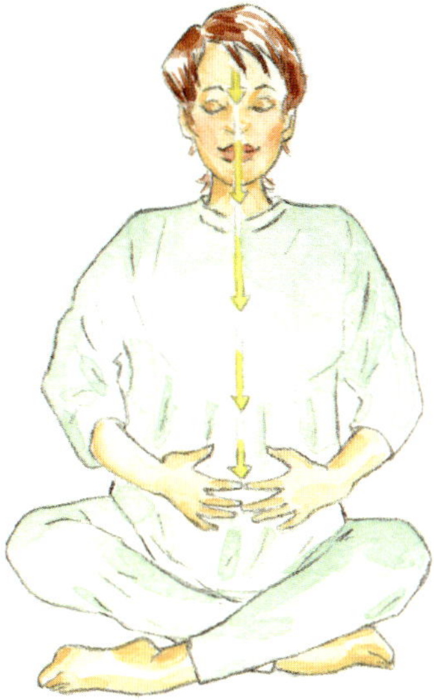

5. Regard intérieur

Vous avez déjà abordé ce très important exercice dans le cours de respiration et la séance quotidienne. Sans doute en avez-vous acquis une certaine compréhension. Vous pouvez exécuter cet exercice couchée à plat dos, ou bien en position assise en tailleur, à moins que vous ne préfériez vous appuyer dos au mur ; quoi qu'il en soit, installez-vous confortablement afin de pouvoir oublier vos tensions musculaires ou autres s'il y en a. Lorsque le souffle est complètement calmé en vous, vous allez inspirer et remonter lentement votre regard intérieur vers l'ambiance frontale (vers le front si vous préférez), puis vous redescendez l'expiration en même temps que votre regard intérieur, dans l'ambiance abdominale, vers le bébé. Recommencez tranquillement cet exercice une douzaine de fois, en respirant finement, consciemment, calmement, en allongeant progressivement la respiration et en suivant bien avec votre regard intérieur le trajet du souffle : inspir, vous montez dans l'ambiance frontale ; expir, vous redescendez vers le bébé.

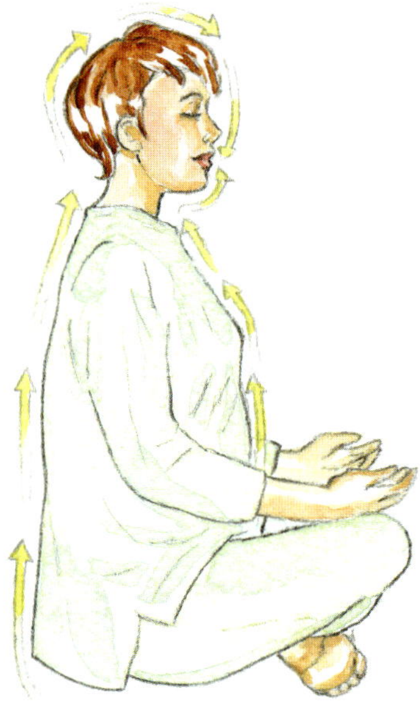

6. Gouverneur et conception

À l'instar des acupuncteurs, le Yoga de l'Énergie utilise l'anatomie subtile de l'énergie en travaillant sur certains méridiens ou vaisseaux qui la composent ; cette fois, le souffle et la pensée vont faire le travail des aiguilles, à cette différence près, que la tonification se fera sur la totalité du méridien sur lequel voyagent la respiration et la pensée, tandis que les aiguilles exécutent le même travail en agissant sur un point précis du trajet du méridien. Pour entrer en contact avec le monde de ces méridiens que les yogis appellent des *nadis*, rien de tel que la grossesse pour découvrir deux des plus importants de ces *nadis*, les vaisseaux merveilleux : Gouverneur et Conception.

Tous deux partent de Muladhara chakra, au niveau du périnée, entre sexe et anus. Le Gouverneur qui est yang, remonte le long de la colonne vertébrale, se poursuit en contournant le crâne par le milieu, passe par le milieu du front, l'arête du nez, pour aboutir au-dessus de la lèvre supérieure. En le dynamisant, vous allez tonifier le corps physique et le mental. Le Conception, qui est yin, part, lui, du périnée, pour remonter par le milieu du devant du corps, en passant par l'ombilic, le sternum, contourne le menton, pour aboutir au-dessous de la lèvre inférieure. Agir sur lui tonifie les fonctions génito-urinaires, digestives et respiratoires.

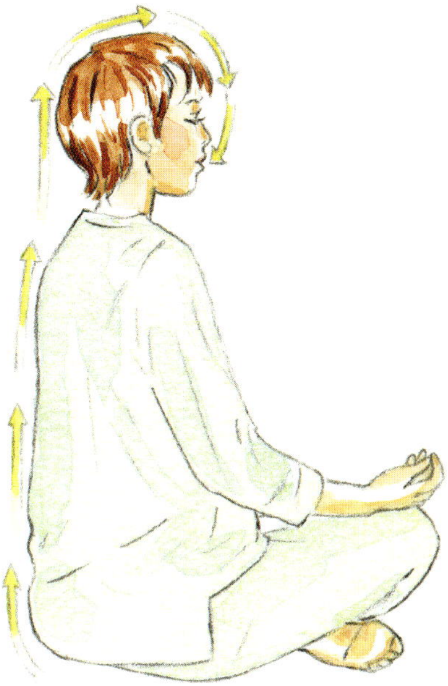

Tonification du gouverneur

Dans la posture assise en tailleur, prenez mentalement contact avec votre périnée ; restez un instant en détente sur le périnée pour bien le conscientiser. Puis amenez votre conscience au niveau des narines : inspirez au niveau des narines, descendez en concentration sur Maladhara chakra, le chakra racine, au niveau du périnée, puis expirez lentement en remontant le long du vaisseau Gouverneur, depuis le périnée, en suivant la colonne vertébrale, continuez en contournant le crâne pour venir aboutir, en fin d'expir, au-dessus de la lèvre supérieure. Cet exercice doit se faire dans le calme, sans précipitation respiratoire, sans crispations. Vous le recommencerez plusieurs fois. En le pratiquant régulièrement, vous percevrez rapidement ses merveilleux effets.

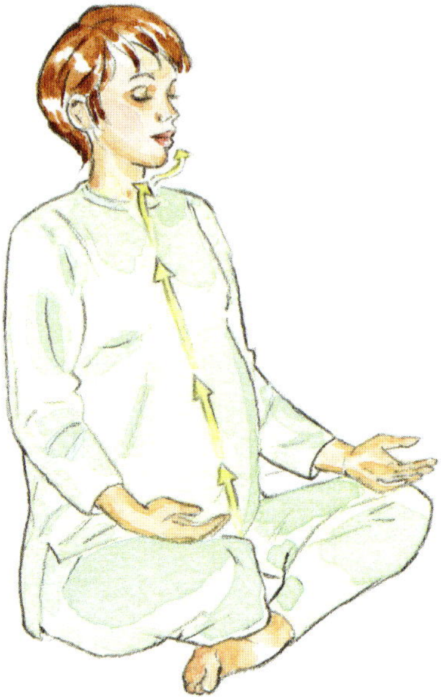

Tonification du conception

Vous allez à présent agir sur le Conception qui passe, lui, sur le devant du corps. Conscientisez le périnée ; puis remontez pour inspirer au niveau des narines, descendez en concentration au niveau du périnée, et expirez lentement depuis ce point de départ, sur le vaisseau Conception, en remontant l'axe de la partie antérieure du corps ; vous expirez en passant par le milieu du pubis, l'ombilic, le sternum, la gorge, contournez le menton, pour venir aboutir en fin d'expir sous la lèvre inférieure. Recommencez calmement l'exercice plusieurs fois, en respirant lentement, calmement, finement. Vous allez rapidement sentir l'énergie circuler en réchauffant les zones traversées par le Conception. Il se peut que l'enfant, percevant le travail en cours, se manifeste à ce moment-là !

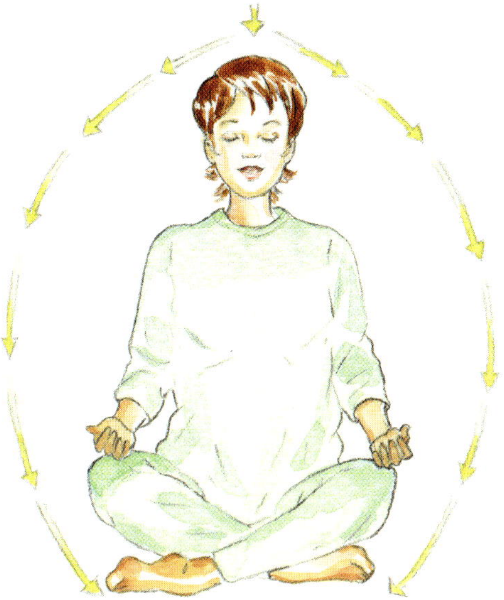

7. Bulle de protection

Nous allons à nouveau utiliser la Conscience-Énergie pour créer autour du corps, une invisible bulle de protection énergétique, à l'aide de la pensée et de la respiration. Cette fois, nous nous éloignerons du corps physique, pour agir dans l'ambiance plus globale de l'aura.

Assise en tailleur, bien détendue, le dos droit, les yeux fermés, vous dirigez votre pensée au-dessus de la tête. Vous inspirez à ce niveau-là, à quelques centimètres du sommet du crâne, puis vous expirez, en redescendant au large de votre corps, sur la gauche en imaginant que vous créez en demi-cercle jusqu'au sol, le premier pan d'une invisible coque lumineuse. Vous renouvelez l'expérience une fois.

Puis vous ferez la même chose à droite : inspir au-dessus de la tête, descendez en expirant à droite et, en construisant mentalement, en demi-cercle jusqu'au sol le deuxième pan de votre invisible bulle lumineuse de protection. Vous renouvellerez également la construction sur la droite.

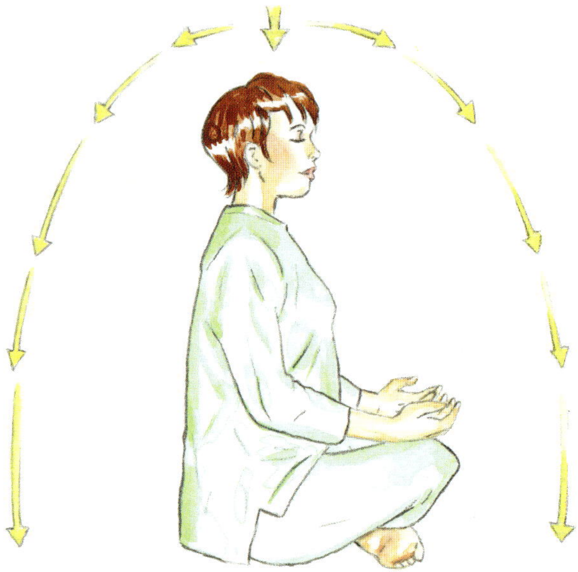

Ensuite, vous allez poursuivre l'exercice en construisant un troisième pan derrière vous : inspir au-dessus de la tête, expir au large, en arrière du corps physique et en demi-cercle jusqu'au sol, le troisième pan de votre bulle lumineuse. Vous renouvellerez cette construction une deuxième fois. Puis vous construirez la dernière partie qui viendra, devant vous, compléter cette coque de lumière. Inspirez au-dessus de la tête, et expirez au large devant vous, mentalement en demi-cercle jusqu'au sol, votre quatrième et dernier pan de lumière. Renouvelez également une seconde fois sa construction. Puis, pour terminer, vous inspirez au-dessus de la tête et, en expirant, vous visualisez une énergie lumineuse, chaude et dorée dont vous emplissez la totalité de la bulle que vous avez construite. Renouvelez l'expérience jusqu'à ce que vous ayez le sentiment d'avoir rempli la bulle. Restez ensuite les yeux fermés, quelques instants en disponibilité, à l'écoute de votre ambiance.

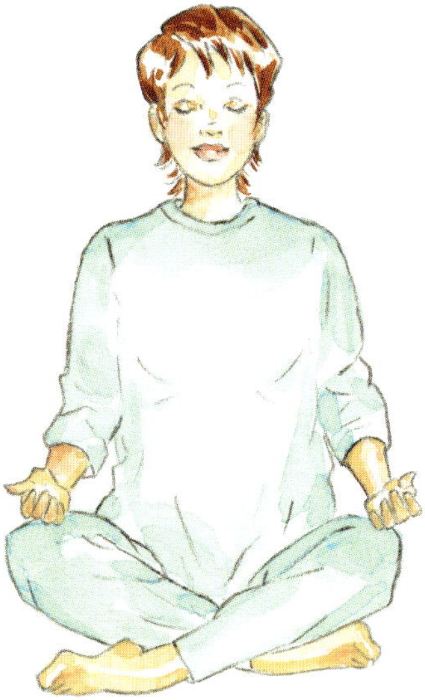

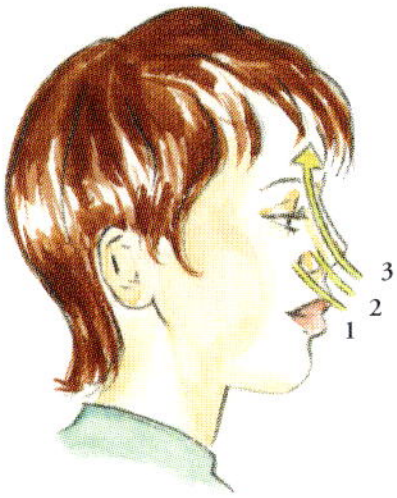

8. NARINES : DU PLUS DENSE AU PLUS SUBTIL

Pratiquez de préférence cet exercice assise, sauf si vous ressentez le besoin de continuer à plat dos. Vous allez à présent exécuter cet exercice déjà appris dans le cours de respiration. Amenez votre attention au niveau des narines ; puis toujours les yeux fermés, visualisez le triangle que forment les narines, et mentalement divisez ce triangle en trois étages d'égale dimension. Restez quelques minutes en respirant dans la partie la plus à la base des narines où vous allez vous alimenter en énergie physique. Je vous le rappelle, la respiration consciente véhicule Prana, l'énergie et la concentre là où va la pensée ; en agissant ainsi au niveau des narines, en qualifiant Prana, l'énergie se distribue instantanément dans les corps correspondants, physique, psychique et spirituel.

Ensuite, vous passerez à l'étape psychique où vous respirerez consciemment quelques minutes. Puis, terminez à la pointe la plus extrêmc dcs narines, où vous respirerez quelques minutes en vous alimentant en énergie plus subtile, sur le plan spirituel. Avec un peu d'entraînement, vous ressentirez rapidement les différences d'ambiance de ces trois niveaux : plus nous montons, plus la respiration est légère, aisée, subtile et dynamisante.

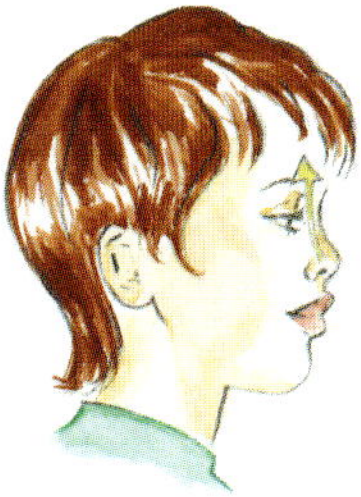

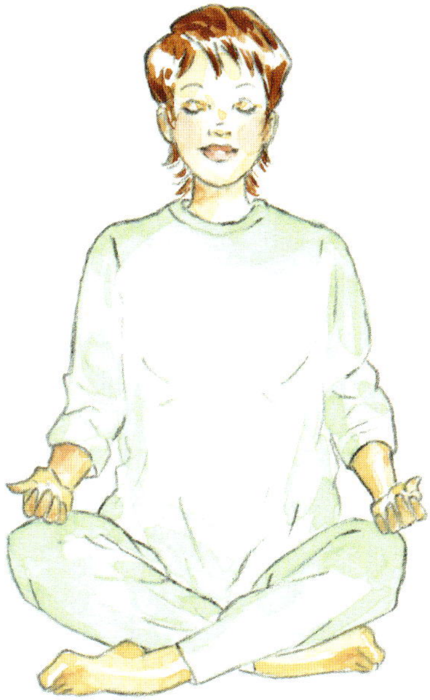

9. Concentration sur Ajna Chakra

Toujours en partant du troisième niveau, le niveau spirituel, inspirez consciemment en faisant monter l'inspiration jusqu'au front ; faites attention de n'emporter dans l'exercice aucune crispation, qui bloque la libre circulation de l'énergie, puis redescendez l'expir au niveau supérieur du triangle nasal (le niveau spirituel). Recommencez le trajet durant quelques minutes en respirant consciemment, très finement, très calmement jusqu'à ce que vous ayez la sensation d'avoir créé un pont énergétique entre les narines et le milieu du front où réside Ajna Chakra, le centre de commande de la volonté. Cet exercice vous permet aussi d'accumuler l'énergie sur Ajna et de développer votre capacité de concentration.

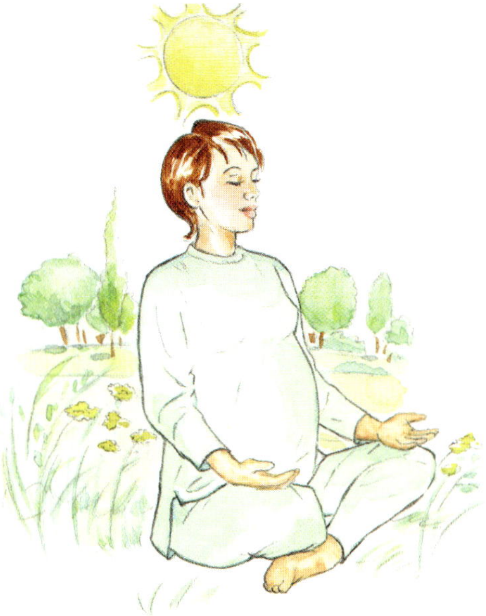

10. Visualisation : la rencontre avec bébé

Toujours en position assise en tailleur (ou couchée en *savasana*), vous resterez en détente, en spectatrice sur l'ambiance frontale, comme si votre front était un vaste écran, un vaste paysage dans lequel vous vous installez. Amenez votre respiration naturelle à ce niveau-là, sentez que le souffle dynamise l'ambiance frontale, puis fait jaillir progressivement sur l'écran de votre conscience, des arbres, des fleurs, une forêt que vous découvrez, les yeux fermés ; à moins que vous ne préfériez un bord de mer bordé de rochers, qu'éclabousse l'écume des vagues. Sentez la vie des éléments qui palpite, qui rend ce paysage plus présent ; choisissez un lieu de calme, de paix et de résurrection, où vous aimeriez être, un lieu enfin où vous aimeriez emmener en promenade l'âme de votre enfant, afin de lui présenter la vie avant sa naissance.

Restez ainsi quelques minutes à respirer très consciemment, calmement dans votre paysage, faites éprouver à votre enfant la fraîcheur de l'air, les senteurs des arbres et de la nature, la douceur du soleil, le chant des oiseaux, des cours d'eau…

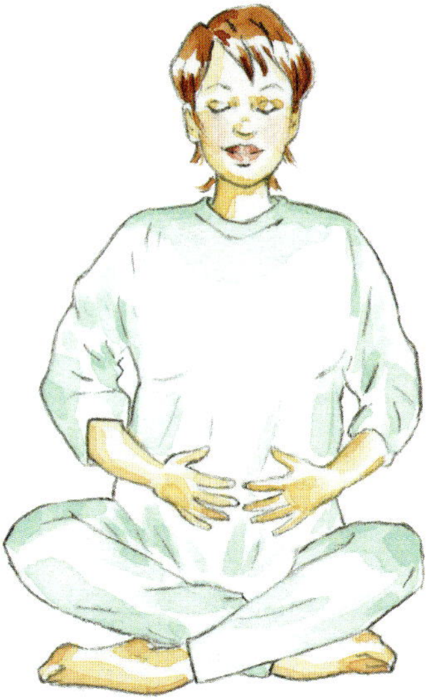

11. Niveaux du souffle

Vous allez à présent, en position assise en tailleur ou couchée, selon votre choix, conscientiser les différents niveaux du souffle, comme vous l'avez déjà fait dans le cours de respiration. Posez les mains sur votre ventre et sentez la respiration dans le ventre, l'inspir qui le soulève, l'expir qui l'abaisse ; continuez ainsi quelques minutes à observer, ressentir votre souffle naturel sans intervenir, au niveau du ventre. Puis, à chaque inspir, essayer de penser que tout se dénoue, se détend autour du bébé. Ensuite, posez les mains sur vos côtes et sentez le passage du souffle dans les côtes durant quelques minutes ; puis posez les mains sur la poitrine et sentez longuement le passage du souffle dans la poitrine. Ensuite, les mains sur les genoux, sentez le passage de l'air dans la gorge durant quelques minutes ; puis, pour terminer, conscientisez le passage du souffle au niveau des narines durant quelques minutes. Sentez bien l'air qui entre et sort par les narines.

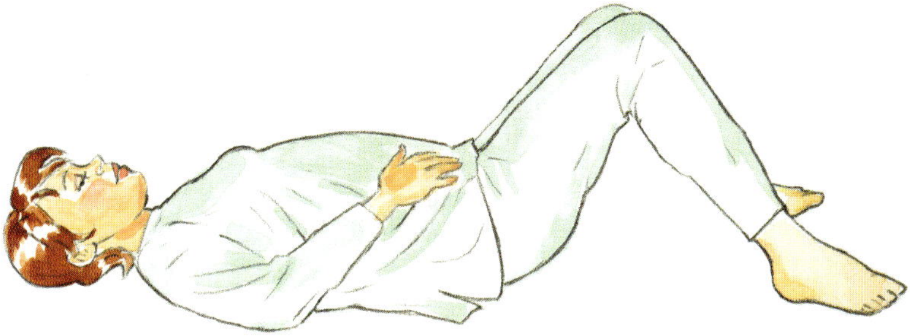

12. Savasana – tête roulante – étirements

Si vous étiez assise, venez vous détendre en *savasana* pour continuer la leçon à plat dos, les bras le long du corps, les yeux fermés. Puis vous allez tranquillement, en prenant tout votre temps, faire doucement rouler votre tête sur le tapis en l'emportant vers la gauche, puis vers la droite, très lentement, comme si vous ne vouliez pas que l'on voit votre tête bouger ; sentez bien le passage de l'immobilité au mouvement. Effectuez ainsi plusieurs allers-retours ; puis ramenez la tête dans l'axe du corps et sur une profonde inspiration, emportez les bras au-dessus de la tête, sur le tapis, en vous étirant bien fort, tout le corps, jusqu'au bout des orteils, comme un chat.

Séance de communication avec le bébé

ॐ

1

FAIRE MONTER LE BÉBÉ

2

FAIRE DESCENDRE LE BÉBÉ

3

LES DIFFÉRENTS NIVEAUX DE SOUFFLE

4

LES TROIS NIVEAUX DES NARINES

5

SE RELIER AVEC LE BÉBÉ

6

DÉTENTE

7

POSTURE DE LA MONTAGNE

8

MUDRA DE CONCENTRATION

9

SOLEIL MENTAL

10

DONNER SA FORCE

11

LES RAYONS DE COULEURS PRIMITIVES

12

LUMIÈRE SOLAIRE

Séance de communication avec le bébé

La pratique régulière du yoga qui entraîne la future mère vers une écoute plus subtile de son intériorité, va favoriser l'établissement du lien et de la communication entre elle et son bébé ; d'autant plus aisément que la future mère, grâce à une pratique et une écoute personnalisées, sera soulagée des obstacles physiques ou psychologiques qu'elle peut rencontrer lors de sa grossesse.

La première manifestation émerveillée de ce lien qui l'unit à son bébé est pour elle de constater l'effet de la pratique sur l'enfant *in utero*, qui se déplace et s'étale de tout son long dans le ventre maternel, à travers la détente, l'ouverture émotionnelle, opérées par le yoga. Habituellement, les bébés ont tendance à se mettre en boule, repliés sur eux-mêmes sous l'effet des tensions maternelles ; lorsque la mère est angoissée ou conflictuelle, ils se positionnent le plus bas possible, comme s'ils voulaient s'éloigner d'elle. Sous l'effet de la pratique et du soulagement des conflits maternels, très vite ces fœtus inquiets remontent dans l'utérus, retournent vers leur mère, vers son cœur. Unie à son enfant à travers ses énergies émotionnelles, la femme enceinte sent alors grandir en elle une chaleur nouvelle. Cette étape est déterminante pour la mère qui prend conscience de l'impact de ses actes et de ses émotions sur l'enfant.

Puis viendront la joie et l'étonnement d'avoir dans le ventre un bébé remuant. Les bébés yoga sont toujours plus dynamiques *in utero*, car plus libres et plus heureux sans doute ! et beaucoup, plus calmes et bien dans leur peau après la naissance. Généralement, les bébés yoga sourient très tôt, ne pleurent pratiquement jamais et s'ouvrent facilement au monde.

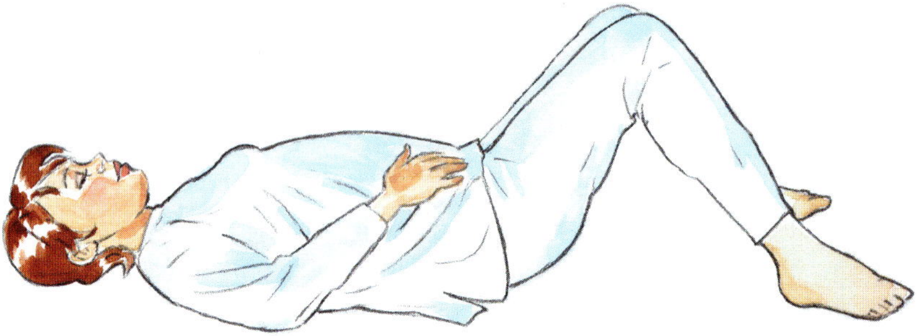

1. Faire monter le bébé

Faire, selon les besoins, monter ou descendre le bébé *in utero*, se révèle très tôt un deuxième facteur important de l'attachement mère-enfant. Bien des futures mères commencent le yoga avec des bébés inquiets, placés trop bas, trop tôt, sous l'effet de tensions maternelles diverses. Les faire remonter rapidement évitera à la mère une gêne et des contractions prématurées.

En position allongée, jambes pliées, pieds à plat au sol de façon à avoir le bassin décambré sans effort, reprenez les exercices de conscientisation des différents niveaux du souffle : ventre, côtes, poitrine, gorge, narines. Puis, en respirant consciemment, montrez ensuite le chemin au bébé de la manière suivante : inspir, vous l'aspirez vers votre cœur spirituel, dans l'ambiance milieu poitrine ; expir, vous allez le chercher, vous redescendez vers le bébé ; renouvelez le trajet.

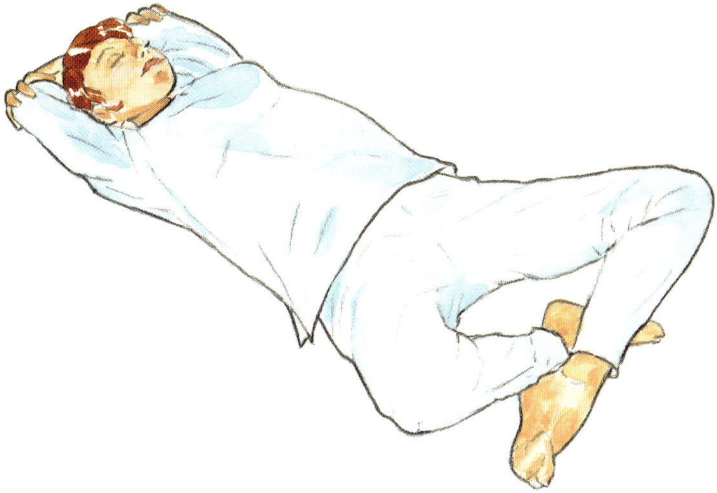

Puis vous prendrez ensuite la posture du poisson, allongée, jambes pliées en tailleur, les bras au-dessus de la tête, sur le tapis, un coude dans chaque main. Continuez à respirer consciemment au niveau des narines, puis divisez mentalement les narines en trois parties égales, ; vous avez déjà appris cet exercice dans le cours de respiration. Respirez d'abord au premier niveau, le plus à la base du nez, puis, au deuxième niveau et enfin au troisième, le plus à la pointe des narines.

Puis, toujours dans la posture du poisson, inspirez en montant vers l'ambiance frontale, redescendez l'expir vers les narines, plusieurs fois de suite, tranquillement, en suivant mentalement le trajet du souffle.

Généralement, le bébé baignant dans cette ambiance qui ouvre le cœur se décide à remonter de lui-même.

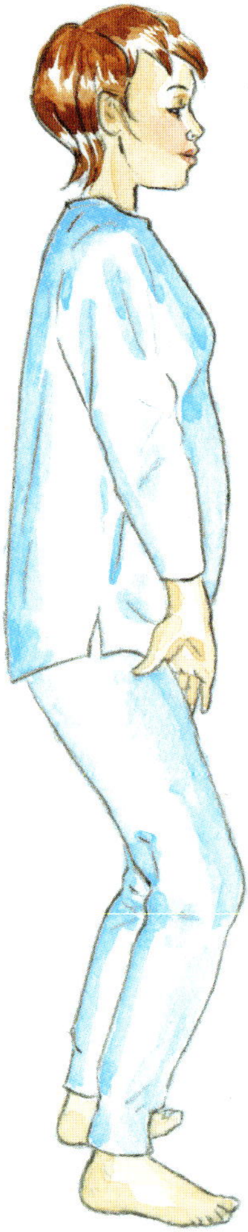

2. Faire descendre le bébé

Mais il arrive aussi parfois que le bébé placé trop haut indispose sa mère, bloque sa respiration et l'empêche de dormir. Il est alors nécessaire de le ramener à un niveau confortable pour tous les deux.

Dans la position debout, bien campée sur vos deux pieds, pliez légèrement les genoux de façon à décambrer le bassin. Inspirez puis expirez lentement en accentuant la bascule du bassin, en descendant et en emportant le bébé vers le périnée. Renouvelez l'exercice jusqu'à ce que l'enfant ait amorcé une franche descente, et que vous sentiez le haut de vos côtes dégagé. Généralement deux ou trois respirations suffisent. Cet exercice simple et sans dangers devrait être connu de tous les médecins et sages-femmes qui suivent les femmes enceintes. Allongée ou debout, vous devez respirer calmement, lentement, sans forcer, et mettre l'impact sur l'expir du bébé vers le bas, en même temps que vous décambrez bien les reins, que vous basculez bien le bassin, le pubis vers le haut.

Sachez que, en fin de grossesse, il arrive qu'un bébé soit pris dans son cordon, et ne peuve répondre totalement à votre sollicitation. C'est tout particulièrement le cas des bébés en siège que l'on tente de faire se retourner par la moxibustion (point Zhiyin), et qui s'arrête après avoir amorcé un début de retournement prometteur.

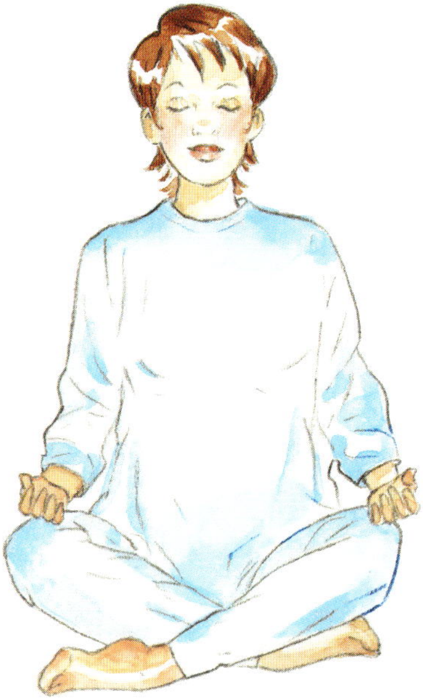

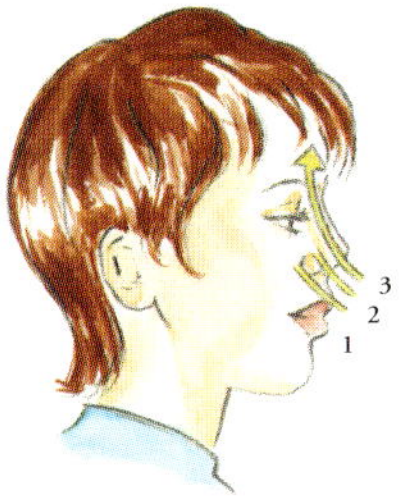

3. Les différents niveaux de souffle
4. Les 3 niveaux des narines

Les deux exercices précédents de montée et de descente du bébé ne font pas partie d'une pratique régulière, et ne doivent être utilisés que ponctuellement en cas de nécessité, lorsque le bébé est effectivement placé trop bas ou trop haut.

En position assise ou en tailleur, le dos bien droit, commencez toujours la séance de communication pure avec le bébé par les exercices de conscientisation des différents niveaux du souffle : ventre, côtes, poitrine, gorge, narines ; puis continuez avec l'exercice de respiration dans les trois niveaux successifs des narines. Si vous ne maîtrisez pas encore ces exercices, pour plus de détails, vous pouvez vous reporter aux explications concernant ces exercices conscients dans les cours précédents.

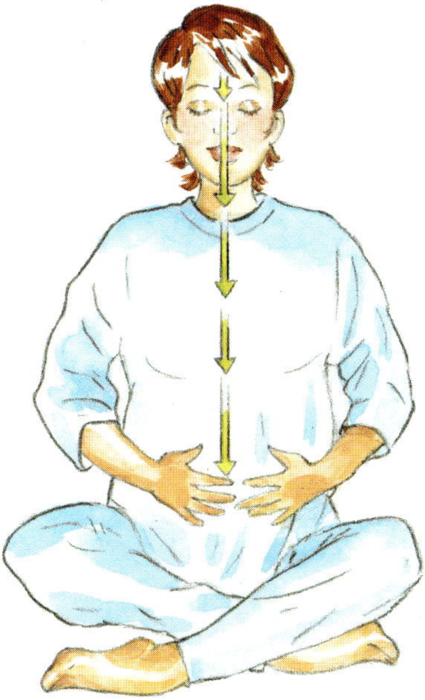

5. Se relier avec le bébé

Toujours dans la posture assise, les mains sur le ventre, inspirez doucement, lentement, en remontant depuis le niveau des narines vers l'ambiance frontale, puis expirez doucement, en descendant l'expir, accompagné du regard intérieur vers le bébé. Suivez bien mentalement le trajet du souffle. Reprenez cet exercice plusieurs fois en respirant très doucement, très calmement.

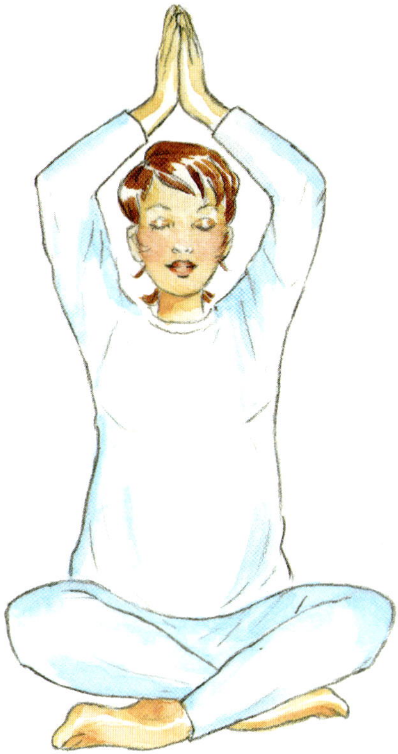

6. Détente
7. Posture de la montagne

Puis, restez un instant en détente assise, les yeux fermés, les mains sur les genoux, paumes de main vers le ciel. Observez tranquillement ainsi votre ambiance vibratoire.

Prenez ensuite quelques instants la posture de la montagne qui développe la confiance en soi : paumes de mains jointes, l'une contre l'autre, au-dessus de la tête (les mains ne doivent pas toucher la tête). Respirez tranquillement dans la posture.

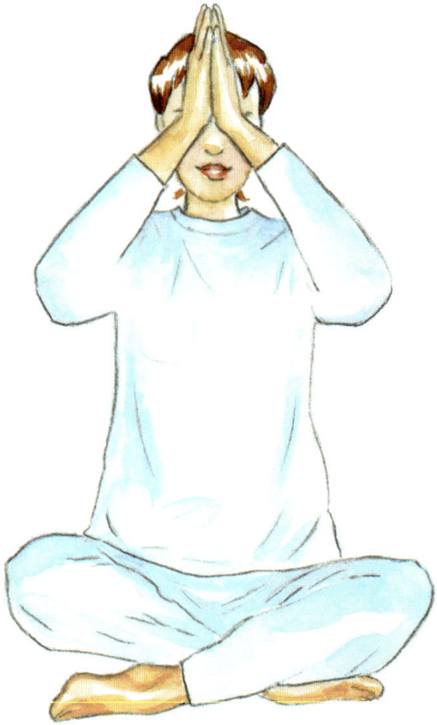

8. Mudra de concentration

Prenez ensuite le *mudra* qui développe vos capacités de concentration mentale : les mains jointes, paume contre paume, la racines des pouces contre le milieu du front. Restez un instant dans la posture, les yeux fermés, en respirant consciemment, tranquillement.

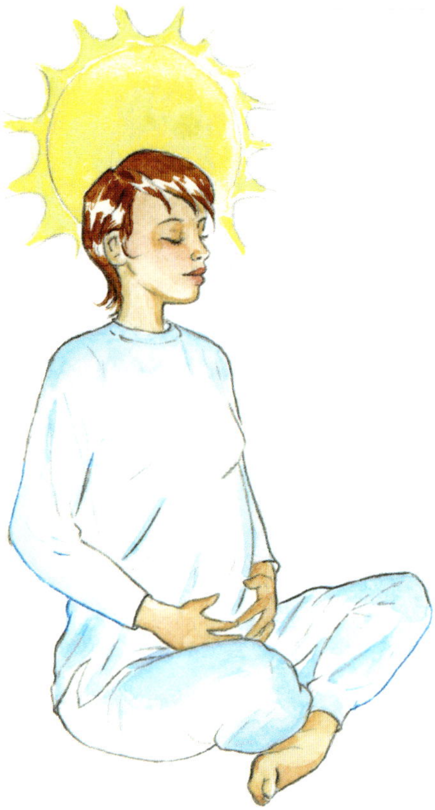

9. Soleil mental

Toujours assise en tailleur, le dos droit, les yeux fermés, visualisez dans l'ambiance frontale (toute la zone du front), un grand soleil jaune, avec un grand sourire. Imprégnez-vous bien de sa luminosité, sa chaleur, son sourire ; puis inspirez dans ce soleil, expirez ce soleil vers le bébé. Recommencez l'exercice plusieurs fois, tranquillement, en respirant doucement.

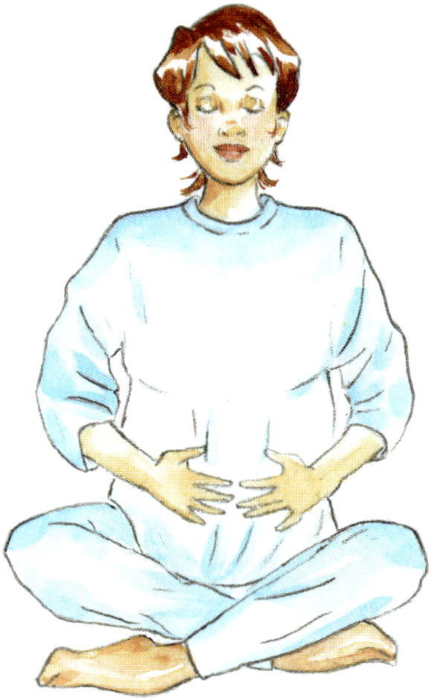

10. DONNER SA FORCE

Dans la posture assise, les yeux fermés, entrez maintenant en contact mentalement, calmement avec votre force intérieure. Inspirez, puis expirez votre force vers le bébé ; recommencez l'exercice plusieurs fois, en expirant bien votre force dans la chair du bébé. Pensez que toutes ces bonnes énergies de calme et de force pénètrent en lui et l'aident à se construire. Renouvelez l'exercice plusieurs fois.

N'hésitez pas mentalement, ou même verbalement après cet exercice, à demander à votre enfant de vous guider, de vous aider dans tout ce qui le concerne. Établissez avec lui un pont, un échange ; ayez confiance en lui, comme il a confiance en vous. Et sans doute recevrez-vous une aide subtile et précieuse aux moments opportuns.

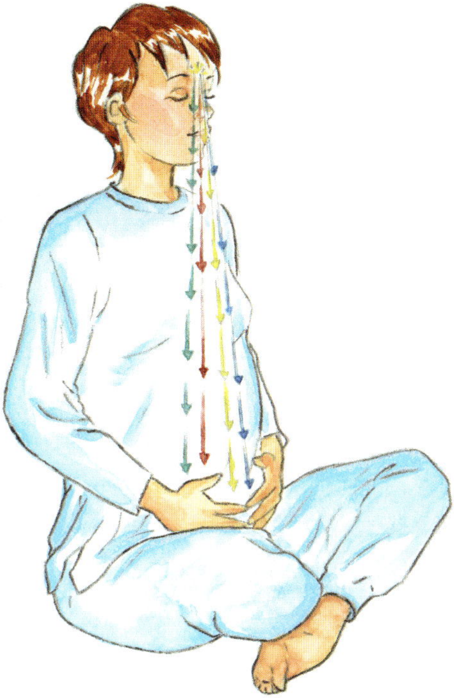

II. Les rayons de couleurs primitives

Revenez un instant en détente dans l'ambiance frontale. Puis inspirez et, en expirant vers le bébé, visualisez des rayons de lumière jaune vers lui ; laissez-les couler libres et fluides ; puis recommencez : inspirez dans l'ambiance mentale et expirez cette fois des rayons de douce lumière rose vers le bébé. Recommencez l'exercice en expirant ensuite des rayons de lumière vert pâle, puis ensuite recommencez l'exercice une dernière fois en expirant des rayons de lumière bleu pâle.

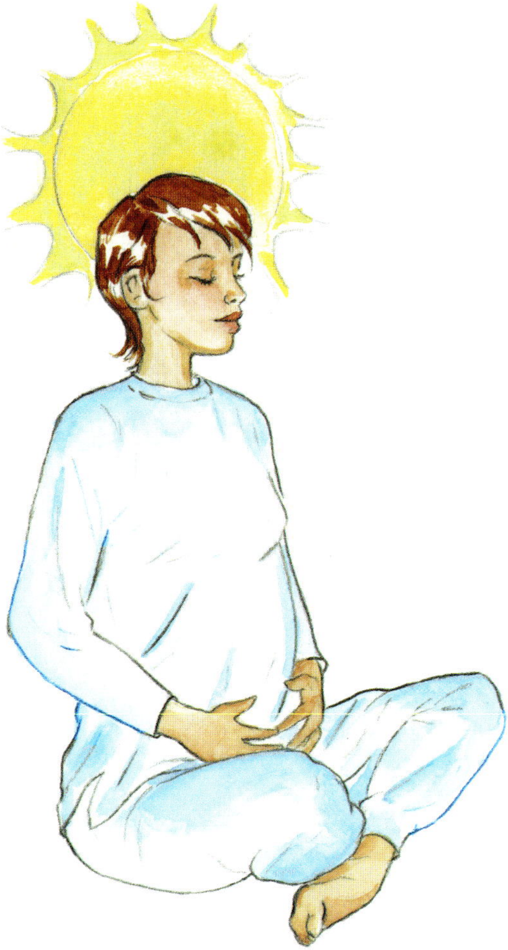

12. Lumière solaire

Puis, pour finir, visualisez votre bébé baignant maintenant dans une douce lumière solaire, souple… Restez ainsi un moment puis revenez en détente sur l'ambiance frontale.

La préparation à l'accouchement

ॐ

1

SAVASANA – TÊTE ROULANTE – ÉTIREMENTS

2

CONTRACTIONS – DÉCONTRACTIONS

3

NUTATION CONTRE-NUTATION

4

OUVERTURE DU BASSIN –
GENOU SOUS L'AISSELLE

5

TRAVAIL DU PÉRINÉE EN POSITION COUCHÉE

6

ASSISE SUR ORTEILS RENTRÉS

7

ÉQUILIBRE SUR LES TALONS

8

LA POSTURE BÉNÉFIQUE

9

DEBOUT : BASCULE DU BASSIN

10

SIMULATION POUR L'EXPULSION

11

LES RESPIRATIONS DE L'ACCOUCHEMENT

La préparation à l'accouchement

À partir de sept mois et demi de grossesse, la préparation à l'accouchement s'intensifie avec des leçons plus précisément axées sur cette phase de fin de grossesse et amenant tout à la fois une mobilisation plus grande, tant physique que psychologique.

Pour plus d'efficacité, il est recommandé d'effectuer cette leçon au moins deux fois par semaine car, vous le verrez à l'usage, cers dernières semaines passent très vite, au regard du travail qui reste à faire. N'abandonnez pas pour autant les cours précédents ; si vous pouvez continuer à les pratiquer, chaque exercice vous restera extrêmement bénéfique, venant compléter cette leçon de préparation à l'accouchement dont chaque point va être essentiel. Avec cet acquis bien intégré, vous aurez de meilleures chances de mettre votre enfant au monde librement et facilement.

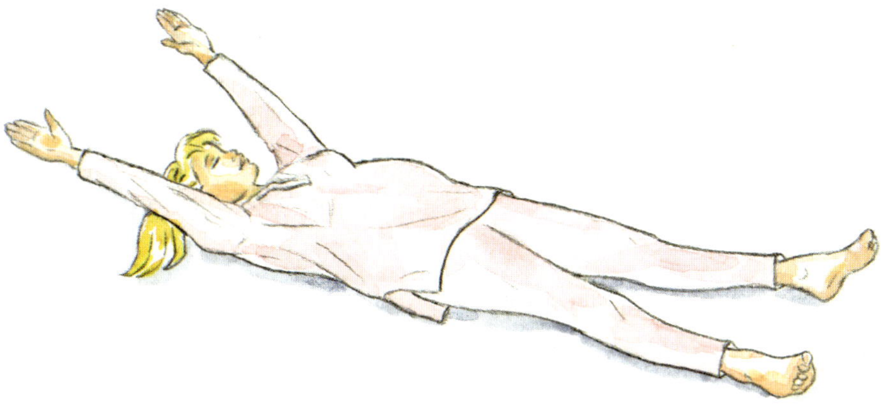

1. Savasana – tête roulante – étirements

Prenez la posture de détente à plat dos, les bras le long du corps, les jambes détendues, les yeux fermés. Puis faites très doucement rouler votre tête sur le tapis en l'emportant vers la gauche, vers la droite, en allant au bout du mouvement, très lentement comme si vous ne vouliez pas que l'on voit votre tête bouger. Exécutez plusieurs allers-retours, puis ramenez la tête dans l'axe du corps. Observez un instant votre respiration naturelle, puis, sur une profonde inspiration, emportez les bras au-dessus de la tête sur le tapis, tout en vous étirant bien tout le corps, comme un chat, jusqu'au bout des orteils, les doigts en éventail !

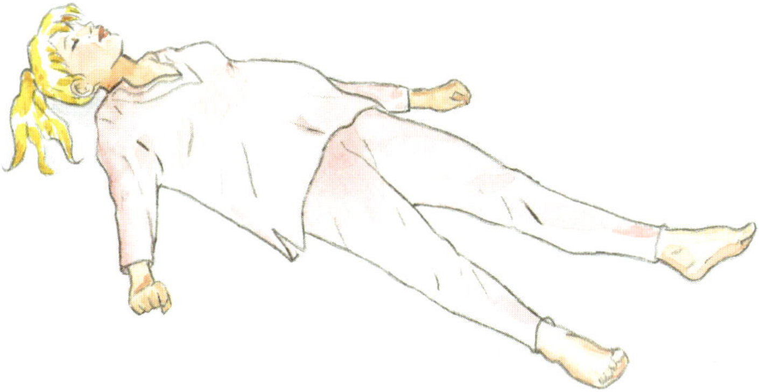

2. Contractions – décontractions

Vous connaissez bien maintenant cet exercice qui a pour but de vous faire approfondir la maîtrise de votre corps ; il devient impératif de ne pas le négliger en période de préparation intensive car, durant l'accouchement, surtout vers la fin, vous aurez besoin d'être capable de scinder le corps en deux parties : le haut respirant, tandis que jambes et périnée devront rester détendus. Contractez donc tout le haut du corps bien fort, tout en gardant le bas détendu (jambes et bassin) ; recommencez trois fois puis inversez ; détendez tout le haut du corps et contractez en même temps les fessiers et les jambes jusqu'au bout des orteils ; recommencez l'exercice trois fois. Puis, vous contractez tantôt le côté gauche du corps en gardant le côté droit détendu, tantôt le côté droit du corps en gardant le côté gauche détendu. Vous effectuerez aussi l'exercice en diagonale, comme appris dans les cours précédents. À présent que vous le maîtrisez bien, profitez-en pour approfondir consciemment l'écoute du souffle naturel durant la détente lorsque vous relâchez la contraction. Conscientisez bien cette qualité de relâchement dont vous aurez besoin durant l'accouchement pour vous reposer entre les contractions.

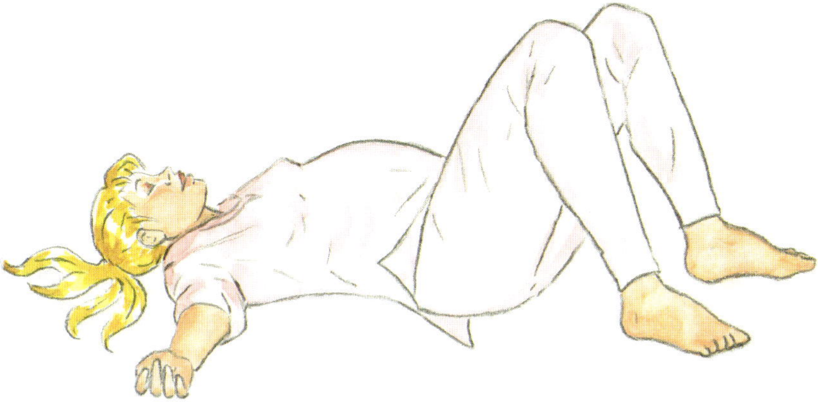

3. Nutation contre-nutation

Reprenez cet exercice de massage du dos, que vous avez appris dans la séance quotidienne qui consiste, dans la position couchée, jambes pliées, pieds à plat au sol, à faire rouler votre bassin de la façon suivante : vous allez alternativement décambrer le dos en plaquant les reins au sol, puis creuser les reins au maximum ; continuer ainsi à faire rouler votre bassin, assez rapidement, en souplesse, tout votre corps suivant le mouvement.

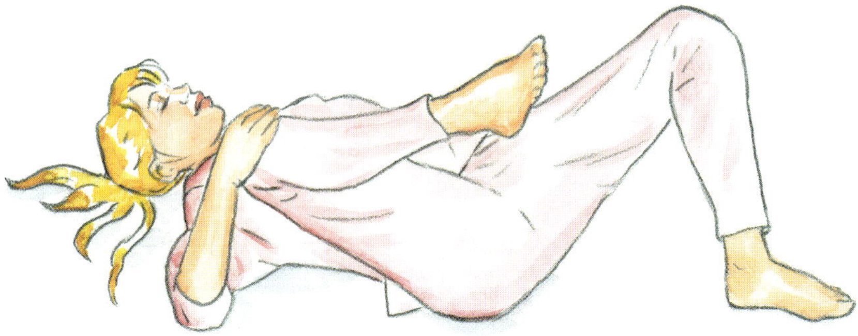

4. Ouverture du bassin – genou sous l'aisselle

Dans la position à plat dos, jambes pliées, pieds à plat au sol, vous allez saisir votre genou avec votre main gauche en ouvrant le coude vers l'extérieur. En inspirant, tirez sur votre genou pour ouvrir largement l'articulation en prenant soin de garder la jambe détendue, relâchée vers le tapis ; puis en expirant vous ramenez votre genou en direction de l'aisselle gauche, en appuyant doucement deux ou trois fois sur le genou de manière élastique. Recommencez cet exercice au moins cinq fois : main au genou, en inspirant vous ouvrez largement par le côté et en expirant vous ramenez le plus possible le genou vers l'aisselle gauche. Reposez ensuite le pied gauche à plat au sol et faites le même exercice avec la jambe droite, également au moins cinq fois.

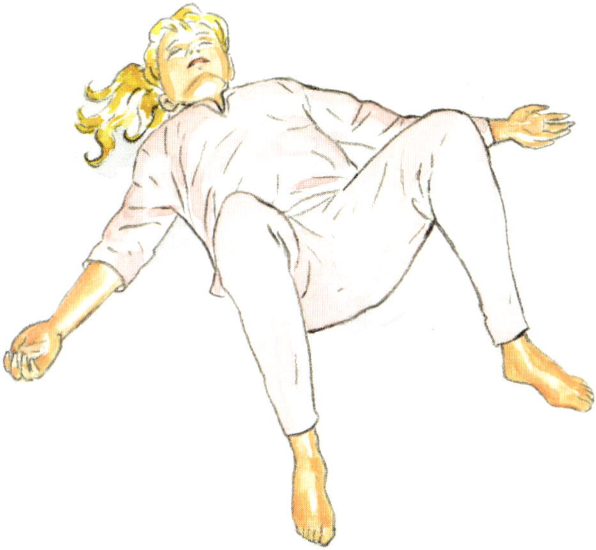

5. Travail du périnée en position couchée

Toujours à plat dos, jambes pliées, vous allez maintenant pratiquer l'exercice de contraction-décontraction du périnée que vous avez pris l'habitude de faire tous les jours, auquel vous pourrez, tous les soirs, adjoindre un massage local au *Cuprum Onguent* (à partir de sept mois et demi). Resserrez lentement et profondément la paroi vaginale (l'anus suit le mouvement), en prenant le temps de faire monter la contraction le plus haut possible. Garder les cuisses et les fessiers bien détendus en faisant cet exercice, au moins une trentaine de fois ; si vous le maîtrisez suffisamment bien, vous pourrez le faire plus rapidement, mais l'expérience prouve que certaines femmes, en le faisant trop vite, se cantonnent à une contraction superficielle, moins efficace. Vous pouvez aussi faire cet exercice en position assise.

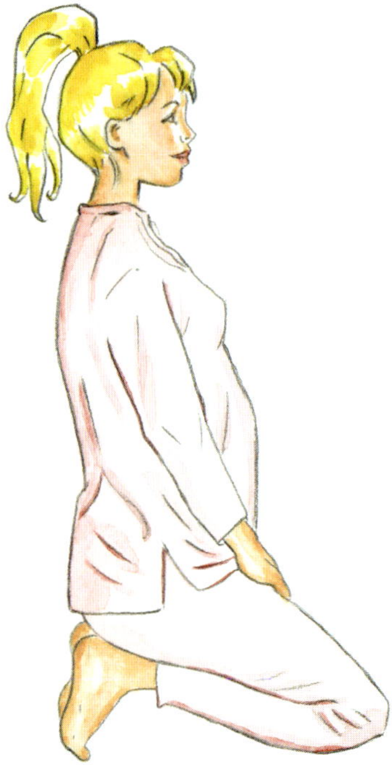

6. ASSISE SUR ORTEILS RENTRÉS

Reprenez cet exercice que vous avez appris dans la séance quotidienne et qui, si vous l'avez effectué régulièrement, aura contribué à fortifier vos chevilles ; lesquelles bien sûr vont être davantage sollicitées à ce stade par le poids de l'enfant : asseyez-vous tranquillement sur les talons puis, sur une légère inspiration, retournez les orteils et asseyez-vous de nouveau, cette fois sur orteils rentrés. Tenez la posture en respirant naturellement, consciemment, le dos droit, les yeux fermés, mains sur les genoux, paumes vers le ciel. Gardez la posture une ou deux minutes, puis secouez vos jambes l'une après l'autre en arrière, bien tendues, comme font les chats qui se sont mouillés la patte. Recommencez l'exercice une deuxième fois puis dégagez à nouveau la posture en secouant les jambes, l'une après l'autre.

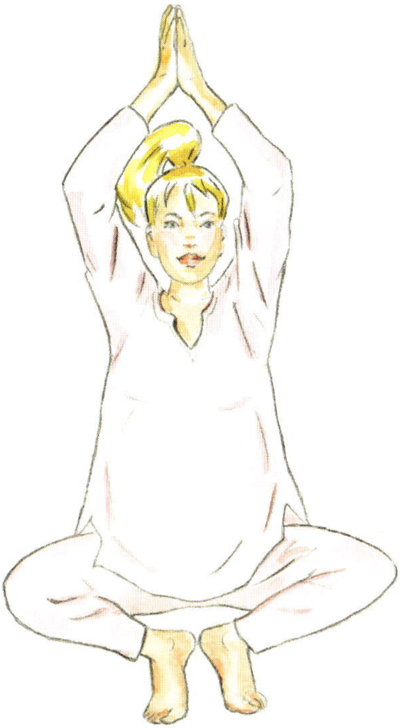

7. Équilibre sur les talons

Toujours pour tonifier les muscles, la circulation du sang et les articulations des jambes, comme pour assouplir le périnée, nous allons maintenant effectuer la posture d'équilibre suivante : accroupie, vous ouvrez les jambes le plus possible, tout en essayant de rapprocher les talons et de garder le dos droit, mains jointes milieu poitrine ; agissez sans précipitation, trouvez le bon équilibre, progressivement, en évitant de vous laisser tomber en arrière. Lorsque vous serez dans la posture, essayez de la tenir une ou deux minutes, en respirant consciemment, calmement, finement et en allongeant doucement le souffle. Dans un second temps, continuez les mains jointes au-dessus de la tête. Puis vous dégagerez la posture et détendrez bien vos jambes en les secouant, allongées devant vous.

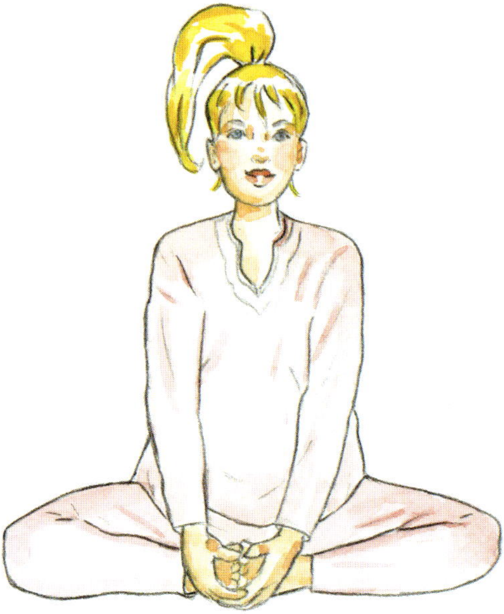

8. La posture bénéfique

Asseyez-vous au sol, le dos droit, bien en appui sur vos deux ischions, puis saisissez vos deux pieds de manière à les amener plante contre plante, en ouvrant les genoux que vous relâchez bien vers le tapis ; pour certaines femmes particulièrement souples (c'est souvent le cas en fin de grossesse), les genoux viennent toucher le sol sans difficultés. Prenez soin de rapprocher les talons le plus possible du périnée, et de garder ainsi la posture, sans arrondir le dos, en respirant consciemment, calmement. Tenez la posture quelques minutes, en allongeant l'inspir, en allongeant l'expir. Ne forcez jamais ; si vous ne touchez pas le sol, cela n'a aucune importance.

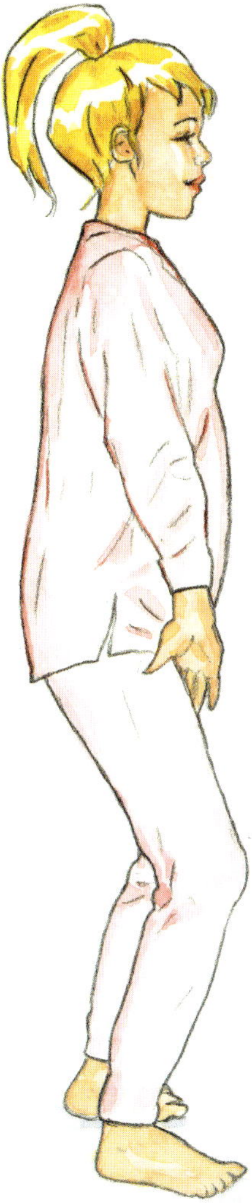

9. Debout : bascule du bassin

Votre accouchement, et particulièrement la phase de l'expulsion, seront grandement facilités par la maîtrise que vous aurez de votre bassin, en sachant le basculer à bon escient, tout en gardant le périnée largement détendu et ouvert. En effet, la plupart des femmes sans préparation cambre les reins lorsqu'on leur demande de pousser, ce qui entrave la descente et la bonne présentation de l'enfant, et renvoie le périnée en arrière. Vous allez donc vous entraîner dans la posture debout, de la façon suivante : les pieds bien plantés dans le sol et écartés de la largeur du bassin, vous inspirez, le dos droit, les épaules détendues, puis vous allez progressivement expirer en même temps que vous décambrez complètement les reins, ce qui vous amène à plier légèrement les genoux. Redressez-vous et répétez l'exercice jusqu'à l'avoir bien compris. Puis vous recommencerez, cette fois en dirigeant votre expir sur le périnée, entraînant, mentalement, l'enfant vers la sortie, comme si vous vouliez lui montrer le chemin, sans oublier bien sûr de décambrer les reins, si vous voulez que le message lui reste accessible !

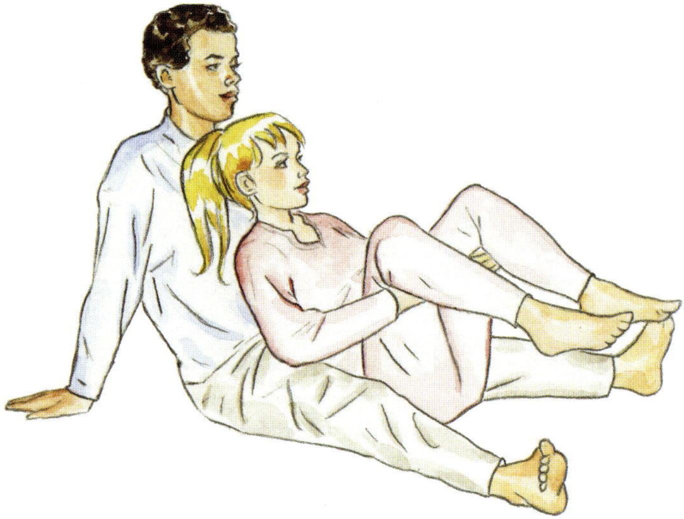

10. Simulation pour l'expulsion

Forte de l'expérience précédente de votre bascule du bassin, vous êtes prête pour vous familiariser avec la phase finale de l'accouchement : celle où le col, arrivé à dilatation complète (10 cm) et les contractions à leur intensité maximale, votre bébé ne va pas tarder à se lancer irrémédiablement dans la grande aventure de la vie. Pour vous entraîner, asseyez-vous au sol sur des coussins suffisamment grands ou en appui contre votre mari placé derrière vous et vous recevant entre ses jambes. Il est impératif de bien ressentir à l'avance quel sera le meilleur plan d'inclination pour vous, afin de l'adopter d'instinct au moment de l'expulsion. La contraction arrive, la sage-femme vous demande de pousser : inspirez profondément par le nez, saisissez vos jambes en passant vos mains sous les genoux, expirez lentement, toujours bouche fermée, en emportant le bébé vers le périnée, en décambrant les reins et en gardant les jambes et le périnée détendus.

Détendez-vous le plus totalement possible entre chaque poussée, en respirant au niveau des narines pour vous rechargez en énergie.

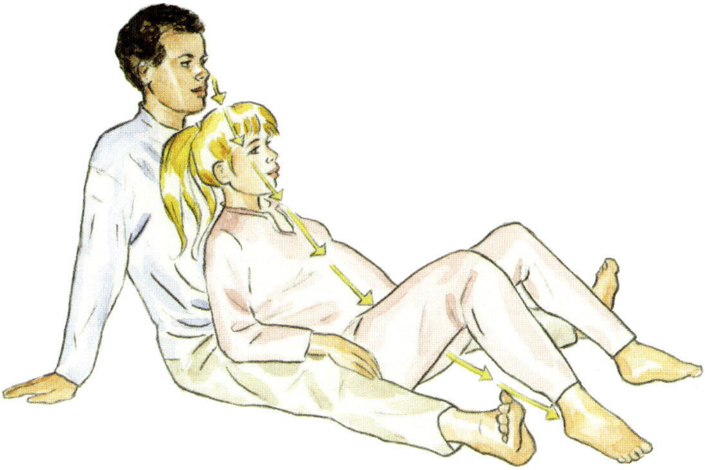

II. Les respirations de l'accouchement

Durant tout le travail, vous essayerez de garder le contrôle du souffle et de respirer par le nez, bouche fermée. Respirer par la bouche fait perdre le contrôle de l'accouchement. Respirez surtout dans la partie haute de la respiration : gorge, narines, front et au-dessus de la tête ; c'est là que vous vous rechargerez en énergie et garderez votre capacité de concentration. Durant tout le travail, vous pourrez alterner trois sortes de respirations (toujours calmement et par le nez) : la respiration de la vague qui consiste à remonter l'inspir au-dessus du crâne et redescendre l'expir tout le long du corps puis au-delà des pieds, en pensant que cette expir est une grande vague qui vous lave de toutes vos tensions. Cette vague peut être utile entre les contractions. Alternez avec la respiration énergétique qui consiste à inspirer au troisième niveau des narines (le plus à la pointe des narines), à remonter l'inspir au-dessus de la tête, et, enfin, à redescendre l'expir vers ce troisième niveau. Cette deuxième respiration va vous recharger en énergie entre les contractions et vous aider à rester présente et concentrée. Elle est très importante.

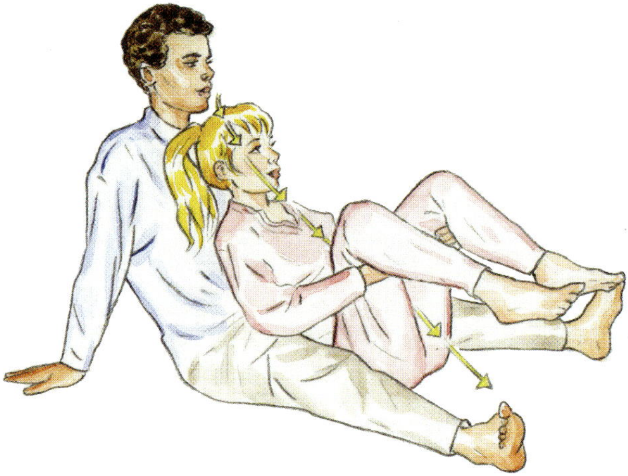

Lorsque la contraction arrive à son maximum, remplacez ces deux respirations par la troisième qui va, à l'expir, emporter le bébé vers la sortie : inspirez toujours au-dessus de la tête, redescendez l'expir au niveau du diaphragme puis, lorsque la contraction arrive à son maximum, décambrez le bassin, expirez lentement en « démoulant » le bébé, que vous emportez au passage vers le périnée. Pensez que vous traversez le corps du bébé à l'expir, que vous le démoulez en l'emportant vers le périnée.

Essayer de résister aux exhortations du type : « Inspirez, bloquez, poussez », que pratiquent encore quelques équipes. L'expulsion souffle bloqué est le meilleur moyen pour faire perdre à une femme le contrôle de son accouchement ! Cela s'accompagne d'une poussée d'adrénaline qui inhibe la production d'endorphines, élève la tension artérielle, accélère les rythmes cardiaques et respiratoires et freine l'ouverture du col. Quand on sait combien, dans le subconscient, le souffle bloqué est lié à la peur, on ne peut s'empêcher de penser qu'un peu de psychologie en salle de travail ne ferait pas de mal. Il s'avère de plus en plus que ce type de respirations est responsable de descentes d'organes et représentent un stress inutile, aussi bien pour le bébé que pour la mère.

La place du père

La place du père en salle de travail, être ou ne pas être utile et efficace face à la douleur, résister au spectacle de la souffrance, telles sont souvent les questions qui trottent dans la tête des futurs pères. Aussi est-il profitable que le couple ait entamé le dialogue à ce propos et se soit préparé à l'événement. Le cours suivant va aider le futur père à prendre sa place et jouer un rôle actif en salle d'accouchement. Mieux préparé, il saura aider sa femme à garder son calme, à utiliser son souffle, à garder la bouche fermée. Il pourra aussi lui offrir l'appui de son propre corps, lui transmettre sa force… et ne pas lui en vouloir si elle semble parfois inaccessible, toute entière sollicitée, mobilisée par ce corps à corps avec la nature de l'enfantement.

Il pourra aussi être celui qui sert le Champagne après la naissance et recueille avec elle le bébé dans la chaleur de ses mains. Il sera souvent celui qui est là, à ce moment précis, où elle va « perdre les pédales ». En fait, il y a des tas de choses à faire en salle d'accouchement pour un papa plein d'amour et d'attentions !

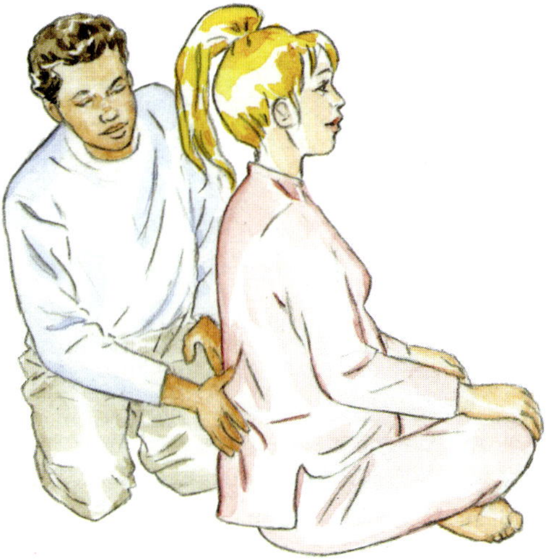

Construire le dos par la conscience-énergie

La future maman s'asseyant en tailleur, le dos droit, les yeux fermés, bien détendue, attend que son souffle se calme totalement. Vous, monsieur, dès à présent, apprenez à être à l'écoute de sa respiration, à discerner l'inspir de l'expir. Votre femme, ayant peut-être un certain acquis grâce à ses cours de yoga, vous guidera dans ce domaine. Il va s'agir, par le souffle et le mental, comme nous l'avons vu dans le cours de Conscience-Énergie, de dynamiser la circulation de l'énergie dans le dos, en particulier en utilisant le support de l'arbre de Vie qu'est la colonne vertébrale. Cet exercice concrétisera aussi le besoin de sécurité que votre femme attend de votre part. La Conscience-Énergie construit non seulement le dos physique mais aussi le dos psychologique ! À vous de savoir en tirer partie. Votre main, en se déplaçant le long de la colonne de votre femme, va lui servir de témoin, de point de repère, pour envoyer l'énergie dans son dos. Pour commencer, posez donc votre main au bas de sa colonne, au niveau du sacrum, bien à plat, à l'horizontale.

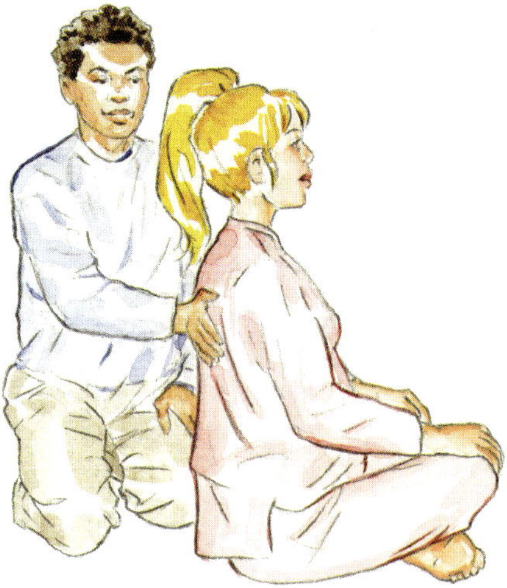

Madame, inspirez lentement au niveau des narines, puis descendez votre Conscience-Énergie, dans le contact de la main de votre compagnon, puis expirez tranquillement, complètement à ce niveau-là, depuis l'intérieur de votre corps en traversant la main mentalement et en pensant que vous envoyez l'énergie dans votre colonne vertébrale, au niveau de sa main. Respirez lentement, profondément, longuement, sans précipitation. Recommencez l'exercice en expirant une deuxième fois au même niveau, après être revenue prendre un inspir au niveau des narines. Ensuite, monsieur, montez votre main légèrement plus haut, l'espace d'une largeur de main, pas plus, afin de ne pas sauter de niveau, le long de la colonne. Puis recommencez l'exercice deux fois de suite : madame, vous inspirez au niveau des narines, vous amenez votre conscience dans le contact de sa main et vous expirez à ce niveau-là. Vous ressentirez tous deux rapidement la chaleur dégagée par l'apport d'énergie, ainsi que le manque de chaleur dans les parties du dos faisant problème. Vous continuerez l'exercice jusqu'à ce que vous ayez, palier après palier, remonté la totalité de la colonne, sans oublier les cervicales. Le papa qui aura servi de « témoin « aura alors tout à fait raison de demander qu'on lui rende la pareille, et vous pourrez à votre tour, madame, lui apporter le secours de votre main afin qu'il puisse respirer dans son dos… et prendre lui aussi des forces en vue de l'accouchement.

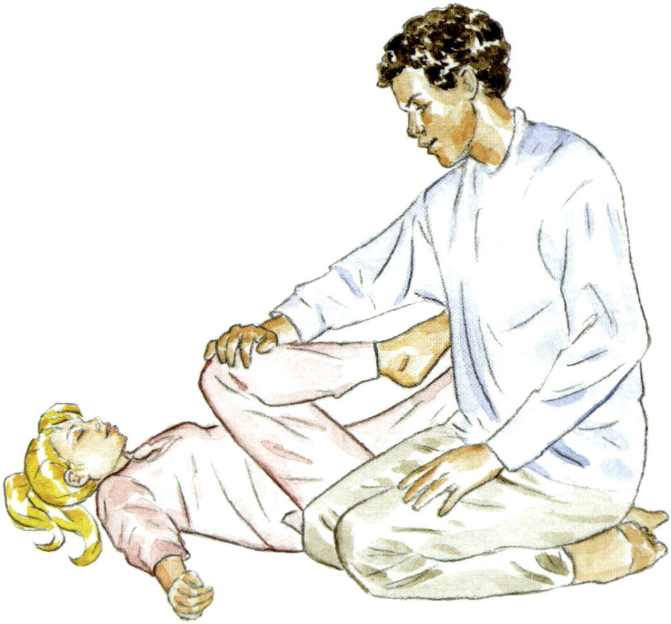

Préparer l'accouchement ensemble

À partir de sept mois et demi de grossesse, le papa pourra aussi participer plus intensivement aux cours de yoga, afin de se familiariser psychologiquement avec l'événement de la naissance, poser des questions, apprendre les différentes respirations utiles à l'accouchement ; il pourra aussi aider la future maman dans son travail d'ouverture du bassin et prendre le relais du professeur en appuyant doucement sur son genou de manière très élastique et non violente, dans les exercices consistant à ramener le genou sous l'aisselle.

À sept mois et demi de grossesse, vous pouvez également de concert commencer le très préconisé massage quotidien du périnée avec la pommade homéopathique de *Cuprum Onguent* à 4 % ! Lequel onguent aide à éviter l'épisiotomie.

Conseils pratiques

Pratiquez dans un lieu calme, propre et bien aéré, éloigné si possible de sources de dépolarisation telles que téléviseurs, ordinateurs et fours à micro-ondes. La pratique dans la nature ou dans votre jardin est idéale, où vous absorberez davantage de Prana grâce à l'énergie des plantes et des arbres. N'hésitez pas à débrancher le téléphone et à exiger de ne pas être dérangée ; si vous voulez obtenir des résultats en yoga, il faut être capable de vous donner à vous-même, ce temps de disponibilité totale. Cette disponibilité va de soi bien entendu, dans les cours organisés par un enseignant.

Une ou deux séances de yoga par semaine, durant votre grossesse, sont préconisées. Les femmes motivées parviennent sans difficulté à faire la séance quotidienne présentée ici, tant est grand le bienfait qu'elles en retirent. Après les repas, attendez au moins une heure à une heure trente avant de pratiquer.

Les tenues de coton confortables sont idéales pour le yoga ; évitez donc les collants et bodies en fibres synthétiques qui compriment le corps. En hiver, prévoyez gilets et chaussettes supplémentaires, pour les relaxations qui font baisser la température du corps. Prévoyez aussi un tapis épais pour vous faciliter le travail au sol, mais évitez ceux qui n'offrent pas un appui stable.

Il vaut mieux vous doucher avant la pratique qu'après, afin de vous purifier des énergies négatives et de la transpiration accumulées durant la journée ou la nuit.

Lorsque votre bébé *in utero* deviendra lourd, attachez-vous une ceinture nouée impérativement au-dessus des hanches (les iliaques doivent pouvoir continuer à respirer, à être mobiles) pour le maintenir et l'empêcher de descendre trop bas et trop vite ; en faisant bien entendu passer la ceinture en dessous du niveau de l'enfant. Ne sous-estimez pas les ceintures de grossesse. (La meilleure est la ceinture anglaise Ema-Jane.)

À partir de sept mois et demi de grossesse (pas avant) vous pouvez vous masser quotidiennement le périnée avec une pommade homéopathique de *Cuprum Onguent* à 4 %, que vous commanderez en pharmacie et qui contribuera à vous éviter l'épisiotomie.

Durant les trois derniers mois de votre grossesse, vous pouvez boire des infusions journalières de verveine des Indes ou de feuilles de framboisier, qui ont la réputation de faciliter l'accouchement et de diminuer considérablement la douleur des contractions. Plus pratique sous forme d'essence de plante, la verveine des Indes (à ne pas confondre avec la verveine yunnan) peut se consommer à raison de 5 à 10 gouttes par jour, dans une grosse cuillère de miel, dans le mois précédent l'accouchement. La verveine est également galactogène, ainsi que le carvi, l'anis et le fenouil. Au contraire, la menthe et la sauge font tarir la lactation et sont déconseillées aux futures mères voulant allaiter.

Souvenez-vous que l'allaitement maternel est le meilleur aliment pour le bébé. Aucun lait artificiel ne pourra égaler la somme des composants du lait maternel et la façon dont il agit sur la santé de l'enfant, en particulier sur le plan immunitaire. L'UNICEF, l'UNESCO et l'OMS font campagne pour dire que la mère devrait pouvoir allaiter son enfant bien plus d'un an. Pour réussir votre allaitement, pensez-y avant l'accouchement. Vous pouvez avoir toutes les informations utiles auprès de la *Leche League International.* Enfin, sachez que les fours à micro-ondes sont les ennemis de la vie et de la santé en général : évitez d'y réchauffer les biberons ; le micro-onde brassant la molécule plus d'un million de fois par seconde, déstructure la matière (le brassage continue même une fois le biberon sorti du four), transforme le lait en un magma toxique, preuves scientifiques à l'appui, pour le foie et les reins du bébé.

Si vous êtes dans l'impossibilité d'allaiter, il existe des banques de lait maternel qui peuvent vous en fournir. Sachez aussi que le lait de jument est le plus proche du lait maternel, bien avant les laits végétaux et artificiels, quoi qu'on vous dise ! Il possède, de plus, des vertus thérapeutiques remarquables. Le meilleur reste celui du haras Jum' Vital dans le Bitcherland (Vosges).

Dernière considération et non des moindres : avant la grossesse elle-même, il est parfois profitable de « faire le ménage en vous », un esprit et un corps sains, propices à l'enfantement, quelles chances magnifiques pour l'enfant avant même sa conception ! Le yoga, l'acupuncture, l'ostéopathie, la kiné Mézières, la dentisterie énergétique, entre autres, vous aideront efficacement à vous préparer à le concevoir, puis à l'attendre dans les meilleures conditions possibles.

Conclusion

À l'instant d'écrire cette conclusion, mes yeux se sont tournés instinctivement vers la photo de la Terre, notre belle planète bleue flottant dans la nuit spatiale, qui orne ma cheminée... comme si j'attendais d'elle la réponse à nos questions essentielles, de vie, de mort, d'éternité, de mission terrestre de chacun ; comme si seule son infinie beauté détenait la clé du mystère sans cesse renouvelé de la vie.

Aujourd'hui, chaque enfant qui naît appartient plus que jamais à la terre entière. Chaque enfant que je vois naître me fait vibrer d'une intense émotion : c'est à chaque fois le même sentiment en croisant son regard, de retrouver une vieille connaissance, qui sait tant de choses et qui va oublier. Sans doute est-ce parce que je me sens tellement là pour l'accueillir, habitée par cette conscience planétaire se transmettant, l'instant d'un regard, comme un relais, d'une âme à l'autre.

Je sais que tu sais petit frère ; je ne peux m'empêcher de tourner vers toi, la totalité de mon exigente pensée de solidarité. Je ne peux m'empêcher de te souhaiter de continuer à recevoir, puis savoir utiliser, de grandioses forces d'unité, car tu viens pour construire un monde de paix et de fraternité. Il te faudra pour cela batailler dur ; c'est pourquoi tout ce livre est écrit, POUR QUE DÈS LE VENTRE DE TA MÈRE, TU VIVES TEL UN SOLEIL ET NE L'OUBLIE JAMAIS.

Les bonnes adresses

Académie du Yoga de l'Énergie : les Monts-Beau-Robert, 14290 La Vespière Tél : 02.31.32.88.10 (pour connaître les professeurs de yoga de l'Énergie dans votre région)

Association Solidarité bébé : Soutien aux familles en difficulté, Rencontres, Informations autour du bébé, 13 rue du Maréchal Leclerc, 94410 Saint-Maurice.
Tél : 01.45.18.05.85

Ceinture de grossesse Emma-Jane : Boutique Euroform 50 bis rue de Douai, 75009 Paris. Tél : 01.40.16.44.04 (vente par correspondance également)

École Française de Yoga : 3 rue Aubriot, 75004 Paris.
Tél : 01.42.78.03.05

Florame, Huiles essentielles biologiques : 8 rue Dupuytren, 75006 Paris. Tél : 01.44.07.34.53

Lait de jument : Jumenterie Jum'Vital. La Voie Lactée. Echwiller, 57720 Volmunster. Tél : 03.87.96.77.37 (vente par correspondance en container iso thermique toute quantité). E-mail : info@jumvital.com.
Site Internet : www.jumvital.com

Le monde de bébé : Catalogue de vente par correspondance de produits naturels pour bébé, 18 route de la Chapelle, 67190 Mollkirch-Laubenheim. Tél : 03.88.49.00.95

Leche League International : Préparation et soutien à l'allaitement maternel, Info service, BP 18, 78620 L'Étang la Ville. Tél : 01.39.58.45.84.
E-Mail : contact @lllfrance.org
Site internet :www.lllfrance.org

Tabagisme et grossesse : Dépliant de la fondation Mustela. Chantal Larcade, 10 avenue de l'Arche, 92400 Courbevoie. Tél : 01.43.34.60.07

Pour s'inscrire au cours
de yoga maternel à Paris,
merci d'envoyer vos coordonnées à :

Christine Colonna-Césari
BP 21
94221 Charenton

ou de téléphoner au :

01 48 93 29 96

Bibliographie

Akrich Madeleine et Pasueer Bernike, *Comment la naissance vient aux femmes. Techniques d'accouchement en France et aux Pays-Bas,* Éd. Synthélabo, 1996.

Aucher Marie-Louise, *L'Homme sonore*, Éd. Épi, 1983.

Barbaut Jacques, *Histoires de la naissance à travers le monde,* Calmann Lévy, 1990.

Beck Deva et James, *Les Endorphines,* Éd. le Souffle d'Or, 1988.

Church Dawson, *Communiquer avec votre enfant avant la naissance,* Éd. Le Souffle d'Or.

Clerc Roger, *Un art de vivre,* Éd. Le Courrier du Livre, 1986.
– *Yoga de l'énergie,* tome I, Éd. Le Courrier du Livre, 1976.
– *Yoga de l'énergie,* tome II, Éd. Cariscript, 1990.
– *Manuel de Yoga,* tomes I et II, Éd. Le Courrier du Livre, 1979.

Colonna-Cesari Christine : *La Grossesse du père,* Éd. Médicis, 2003.
– *Initiation au Massage Intégral du bébé et de l'enfant*, Éd. Dervy, 1993 (épuisé).

Cyrulnik Boris, *Les Nourritures affectives,* Éd. Odile Jacob, 1993.

Coquet Michel, *Les Chakras,* Éd. Dervy, 1989.

David Le Breton, *Anthropologie du corps et modernité,* PUF, 1990.

Didier Jean-Jouveau Claude-Suzanne, *Pour une naissance à visage humain,* Éd. Jouvence, 2000.
–, *Anthologie de l'allaitement maternel,* Éd. Jouvence, 2002.

ELIADE Mircea, *Le Yoga, immortalité et liberté,* Éd. Payot, 1954.
– *Patanjali et le yoga,* Éd. Le Seuil, 1962.

ESTÉS Clarissa-Pinkola, *Femmes qui courent avec les loups,* Éd. Grasset, 1996.

FELDENKRAIS Moshé, *La Conscience du corps,* Éd. Robert Laffont, 1971.

FERGUSON Marylin, *Les Enfants du verseau,* Éd. Calmann-Levy, 1981.

FRYDMAN René, *L'Irrésistible Désir de naissance*, PUF, 1986.

HORVILLER Main et BOYER Ronald, *Les Problèmes de la grossesse – homéopathie,* Éd. du Rocher, 1990.

ISSARTEL Lionnelle, *L'Ostéopathie exactement*, Éd. Robert Laffont, 1983.

JACQUET Maïté et NOBÉCOURT Mathilde, *Une année dans la vie d'une femme,* Éd. Albin Michel, 1987.

KARSENTY Serge, *Le Prix de la fumée*, Éd. Odile Jacob, 1992.

KITZINGER Sheila *Demain nous aurons un enfant,* Éd. Le Centurion, 1975.
– *Naître à la maison*, Éd. d'En bas, Lausanne, 1986.

LAVILLONIÈRE Jacqueline et CLEMENTZ Élisabeth, *Naître tout simplement,* Éd. L'Harmattan, 2001.

LEBOYER Frédérick, *Pour une naissance sans violence*, Éd. Le Seuil, 1974.
– *L'Art du souffle*, Éd. Albin Michel, 1984.

LECHE LEAGUE INTERNATIONAL, *L'Art de l'allaitement maternel*, Éd. de l'Homme, 1983.

LOVELOCK James, *La Terre est un être vivant,* Éd. Flammarion, 1993.

MA ANAND Ghanda, *Yoga et maternité*, Éd. Le Souffle d'or, 1979.

MAS Sylvie, *Embryologie énergétique. Mémoire d'acupuncture*, 1991.

Dr MENDELSOHN Richard, *Des enfants sains même sans médecins*, Éd. Vivez Soleil, 1987.

MEUROIS-GIVAUDAN Anne et Daniel, *Les Neuf Marches*, Éd. Amrita, 1991.

MICHAEL Tara, *Hatha-Yoga pradipika*, Éd. Fayard, 1974.

MORIN Edmonde, *Petit manuel de guérilla à l'usage des femmes enceintes,* Éd. Le Seuil, 1985.

ODENT Michel, *Bien Naître*, Éd. Le Seuil, 1976.
– *Votre bébé est le plus beau des mammifères*, Éd. Albin Michel, 1990.

Réseau Santé, *Naître et Renaître*, Éd. Le Souffle d'Or, 1989.

STORK Hélène, *Enfances indiennes*, Éd. Le Centurion, 1986.

TAMNI, *La Science du yoga,* Adyar, 1974.

TEXIER Martine, *L'Attente sacrée,* Éd. Le Souffle d'Or, 1988.

TOMATIS Alfred, *La Nuit utérine*, Éd. Stock, 1981.

THIS Bernard, *Naître et sourire*, Éd. Flammarion, 1983.

VAN LYSEBETH André, *Pranayamia. La dynamique du souffle,* Éd. Flammarion, 1981.

VERNY Thomas, *La Vie secrète de l'enfant avant sa naissance,* Éd. Grasset, 1982.

Table des matières

Achevé d'imprimer en septembre 2003
sur les presses de la Nouvelle Imprimerie Laballery – 58500 Clamecy
Dépôt légal : septembre 2003 Numéro d'impression : 309160

Imprimé en France